U0335055

给医生的
第一张专利处方

医疗技术的创新和保护

韩冰 李玉菲 李玲 孙玉晗 ◉ 著

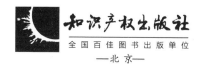
知识产权出版社
全国百佳图书出版单位
—北 京—

图书在版编目（CIP）数据

给医生的第一张专利处方：医疗技术的创新和保护/韩冰等著. —北京：知识产权出版社，2023.9

ISBN 978 - 7 - 5130 - 8934 - 0

Ⅰ.①给… Ⅱ.①韩… Ⅲ.①医学—专利—保护 Ⅳ.①R

中国国家版本馆 CIP 数据核字（2023）第 187446 号

内容提要

本书主要面向工作在临床一线的医生，解答他们在医疗技术创新与专利保护过程中的各种困惑。本书由多名医疗领域的资深知识产权专家参与编写，书中总结了作者多年来针对临床一线的专利保护工作的实践经验，从在医疗创新中急需转变的五个观念（第一章）、如何进行有效的医疗创新（第二章）、如何针对医疗创新进行专利申请（第三章）、如何利用检索提升专利质量（第四章）、如何提高专利授权概率（第五章）以及如何通过专利布局全面提升医疗创新的价值（第六章）六个方面，力求为医生建立一套完整、可行的技术创新逻辑链条和实操策略，使医生在进行实际工作时能够熟知如何构思、如何改进、如何撰写、如何申请、如何布局、如何保护，真正做到医疗创新和保护有的放矢，为医疗技术创新转化提供最大的支持。

责任编辑：韩　冰	责任校对：王　岩
封面设计：杰意飞扬·张悦	责任印制：刘译文

给医生的第一张专利处方

医疗技术的创新和保护

韩　冰　李玉菲　李　玲　孙玉晗　著

出版发行：	知识产权出版社有限责任公司	网　　址：	http：//www.ipph.cn
社　　址：	北京市海淀区气象路 50 号院	邮　　编：	100081
责编电话：	010 - 82000860 转 8126	责编邮箱：	83930393@qq.com
发行电话：	010 - 82000860 转 8101/8102	发行传真：	010 - 82000893/82005070/82000270
印　　刷：	三河市国英印务有限公司	经　　销：	新华书店、各大网上书店及相关专业书店
开　　本：	720mm×1000mm　1/16	印　　张：	19
版　　次：	2023 年 9 月第 1 版	印　　次：	2023 年 9 月第 1 次印刷
字　　数：	282 千字	定　　价：	98.00 元

ISBN 978 - 7 - 5130 - 8934 - 0

出版权专有　侵权必究

如有印装质量问题，本社负责调换。

作者介绍

韩 冰，国家知识产权局专利局专利审查协作北京中心医疗器械二室主任、党支部书记。

国家知识产权局高层次人才，国家知识产权局企业服务教研组专家，国家知识产权局高级检索测试评估工作组专家，承担了国家知识产权局《专利检索指导手册》的编写，完成了三项国家知识产权局课题研究，并出版了两部学术著作。先后担任最高人民法院技术调查人才库专家、北京知识产权法院技术调查官、北京市检察院技术调查官、北京市知识产权局技术调查官、福建省知识产权局智库专家。个人曾获得国家知识产权局优秀青年称号，所负责的医疗器械二室党支部荣获中央和国家机关"四强"党支部称号。先后受邀为中华医学会、北京大学医学部、中南大学湘雅医学院、北京协和医院、北京积水潭医院、首都儿科研究所、北京大学肿瘤医院、北京大学人民医院、北京大学第三医院、中南大学湘雅三医院、首都医科大学宣武医院、中日友好医院、广州呼吸健康研究院等单位进行科技创新指导和专利布局培训工作。同时，承担了医疗领域WTO专利豁免提案的政策研究工作，并带领团队完成了多项国家战略性新兴产业和"卡脖子"技术领域的技术创新支撑研究，并为华为、京东方、阿里云、百度、清华大学、长城汽车、国家电投集团等几十家国内创新主体开展了专利风险防控和专利分析导航工作。

李玉菲，高级知识产权师，现就职于国家知识产权局专利局专利审查协作北京中心光电部医疗器械二室，导师级审查员，具有 15 年医疗领域专利审查经验，从事发明专利申请、实用新型专利申请、PCT 申请以及复审案件的审查工作。

国家知识产权局骨干人才，专利审查协作北京中心法律专家，专利审查协作北京中心光电部业务指导专家、授课讲师、新审查员带教教师、复审组长。荣获国家知识产权局 2020 年度提质增效银质奖章。专利审查协作北京中心创造性教研组专家、交叉领域审查教研组专家。中英 IPO/CNIPA Medical Devices Examiner Exchange 项目组专家。2020 年度起连续三年参加国家知识产权局人事教育部组织的"新审查员骨干导师"培养工作，并编写《新审查员在岗培训指导工作手册》。参与国家知识产权局某专项专利信息共享平台建设开发等多项专利信息分析、应用工作。

李 玲，知识产权师，现就职于国家知识产权局专利局专利审查协作北京中心光电部医疗器械二室，高级审查员，从事发明专利申请的审查工作。

专利审查协作北京中心优秀青年人才，专利审查协作北京中心光电部检索专家，一件发明专利申请审查案例获评专利审查协作北京中心 2020 年度十佳优秀案例。参与国家知识产权局某专项专利信息共享平台建设、WTO 专利豁免提案的相关政策建议研究、中华医学会医院系统专利创新能力分析等多项专利信息分析、侵权风险防控等工作。

　　孙玉晗，助理研究员，现就职于国家知识产权局专利局专利审查协作北京中心光电部医疗器械二室，高级审查员，具有 13 年医疗领域专利审查经验，从事发明专利申请、实用新型专利申请、PCT 申请以及复审案件的审查工作。

　　专利审查协作北京中心专利服务工作先进个人。中心课程"通知书和决定的撰写"主讲教师，专利审查协作北京中心后备教师，先后担任国家知识产权局专利局专利审查协作北京中心、广东中心、河南中心、福建中心新审查员导师。中英 IPO/CNIPA Medical Devices Examiner Exchange 项目组专家、负责人。参与植介入医疗器械分析、智能制造技术、医疗器械、医疗大数据等多项相关医疗专利信息分析、导航、应用服务项目。

本书指导专家

（按姓名拼音排序）

陈跃鑫　北京协和医院血管外科副主任、主任医师、教授、博士生导师

方　丽　中南大学知识产权中心副主任、副研究员
　　　　中南大学知识产权中心湘雅医学部主任
　　　　中南大学湘雅三医院学科建设与规划办公室主任

郭宏伟　中国医学科学院阜外医院心脏大血管外科主任医师、教授、博士生导师

韩正学　首都医科大学附属北京口腔医院口腔颌面外科主任、主任医师、教授、博士生导师

贾春岩　中国医学科学院北京协和医学院产业处处长

姜　雪　北京大学第三医院科技成果转化办公室主任、研究员

李晓波　上海交通大学医学院附属仁济医院消化内镜中心主任、主任医师

李晓峰　北京市医院管理中心科教处处长

刘佰运　首都医科大学附属北京天坛医院神经外科主任医师、教授、博士生导师
　　　　北京市神经外科研究所颅脑创伤研究室负责人
　　　　北京市中枢神经系统损伤研究重点实验室副主任

刘以成　国家知识产权局专利局专利审查协作北京中心光电技术发明审查
　　　　部主任、研究员

申占龙　北京大学人民医院胃肠外科主任医师、教授、博士生导师
　　　　北京大学人民医院科研处处长

沈　娟　北京大学医学部产业管理办公室副主任
　　　　北京大学医学部技术转移办公室主任
　　　　北大医学科创中心运行理事会秘书长

谭锋维　中国医学科学院肿瘤医院胸外科副主任、主任医师

王　健　北京大学第三医院运动医学科主任医师

徐海荣　北京积水潭医院骨肿瘤科主任助理、主任医师
　　　　北京积水潭医院聊城医院执行院长

闫文军　中国科学院大学知识产权学院副院长、教授

姚海兰　首都儿科研究所科技创新与成果转化办公室主任、研究员

余　力　上海交通大学医学院附属第九人民医院整复外科主任医师、博士
　　　　生导师

郑卓肇　北京清华长庚医院放射科主任、主任医师、教授、博士生导师

前 言
PREFACE

在十几年的从业经历中，经常有医生朋友问我："我们科现在用的器械不顺手，我想改进一下，怎样申请专利？""这个方案有非常好的临床效果，为什么专利不能授权？""在进行科研成果转化时，企业为什么总觉得我的专利价值不高？"

生活经验告诉我们，碰到专业问题通常有三种解决途径：一是寻找专业的服务机构；二是研究专业书籍文章；三是咨询专家解答。然而，目前的专利服务机构由于自身定位的局限性，无法个性化、定制化地解答每位医生的疑问。众多专利书籍的目标读者都是法律从业者，虽然内容专业充实，但法言法语晦涩难懂，对于没有知识产权知识基础的医生来说可读性并不高。我曾作为专家组织并参与过针对医院系统和医疗行业协会的课程培训、业务指导、项目评估等工作，但在这个过程中深感一个人、一个团队的力量是有限的，很难及时解决每位医生的疑问。

医生是生命的守护者，是医学科学发展的主导者，更是医疗技术进步的推动者。感动于每位医生对于职业的执着，对于生命的敬畏，我深感自己有责任用自身的专业知识和一技之长保护他们心中技术创新的火焰，其火虽弱却可能是未来拯救我们每个人生命的火种。习近平总书记指出，创新要"面向世界科技前沿、面向经济主战场、面向国家重大需求、面向人民生命健康"。因此，如何支持医生创新、如何对创新进行保护、如何实现创新成果转化，这些都是对高水平医疗机构提出的新挑战。

如果有一本关于专利的书，它能专为医生而写，不再晦涩难懂。

如果有一本关于专利的书，它能想医生所想，解其心中困惑。

如果有一本关于专利的书，它能抽丝剥茧，为医生在技术创新的道路上保驾护航。

这样一本理想中的书，是我心中的愿望所达。

于是集合了多名国家知识产权局资深专家，凝结了十几年的医疗领域专利审查和培训、专利布局和保护、科研创新指导和评估经验，在众多知名医学专家、法学专家的悉心指导和鼎力支持下，这本理想中的书终于出版了！感谢撰写过程中的每一位专家、每一条建议、每一份期许和每一份鼓励。

本书整体写作思路的规划由韩冰制定，写作进度由李玉菲负责推进，韩冰、李玉菲负责统稿、审核，李玲、孙玉晗进行了校对工作。本书第一、二、六章由韩冰撰写，第三章由李玉菲撰写，第四章由李玲撰写，第五章由孙玉晗撰写。此外，国家知识产权局专利局专利审查协作北京中心李尹岑、刘牧晓、王金爽审查员，中国医学科学院肿瘤医院胸外科郭威医生，上海交通大学医学院附属仁济医院消化科陈慧敏医生等多位专家对本书的内容提出了宝贵的意见，为本书的出版做出了重要贡献，在此一并感谢。

虽筹划许久，但我深知白璧微瑕。法律知识浩如烟海，我们难以抓住每一朵浪花；医疗技术日新月异，我们难以纵览技术的精华。希望这本书能够成为一把帮助医生打开创新之门的钥匙，让医生在创新之路上有所想、有所为、有所爱、有所得，让创新的星星之火在生命健康的事业中燎原！

韩　冰

2023 年 8 月 25 日

目　录

CONTENTS

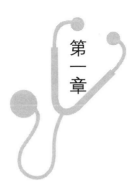

第一章

进行医疗创新与保护
需要转变的 "五个观念"

引 言

　　一些医生想要尝试技术创新，但是苦于找不到思路，觉得创新是一件非常困难的事情；一些医生虽然进行了技术创新，做出了科研成果，但大多数以课题报告、学术论文的形式展现，无法实现对自身智慧成果的真正保护；一些医生有意识通过专利来保护自己的科研成果，但面对陌生繁杂的专利申请流程和申请要求望而却步；一些医生虽然提交了多件专利申请，但是收到的永远是驳回通知书，专利授权遥不可及。一些医生虽然已经拿到了专利授权通知书，却发现在转化过程中专利价值得不到对方的认可，专利权还存在这样那样的问题。

　　以上种种，都是临床医生在进行技术创新、专利保护和成果转化过程中经常面临的问题。从开展技术创新到实施专利保护，再到完成成果转化，这条路看起来充满了热情、掌声和荣誉，实际上往往充满了血和泪。为了解开医生的困惑，扫除创新之路上的障碍，帮助医生紧握创新的脉搏，在第一章我们试图通过对医学史上冠脉支架的发明过程进行剖析，分层次打破临床医生在进行技术创新和保护过程中几个固有的观念，这些观念存在的问题以及解决的办法是笔者结合多年经验研究所得，相信每位医生在本章的一个或多个小节中都能找到自己的影子。同时，第一章也是对全书内容提纲挈领的概括。通过阅读第一章的内容，不同需求的医生可以按图索骥，找到后面章节中适合自己的内容。

　　在正式进入第一章之前，我们先讲一个小故事。

　　1977 年，安德鲁·格鲁恩齐克（Andreas Gruentzig）医生首次成功地完成了经皮冠状动脉成形术（PTCA）。将连接着小球囊的导管插入患病动脉处，随后使球囊膨胀，从而压缩积聚的斑块、扩宽血管通道。图1-1是格鲁恩齐克医生当时使用的球囊导管手术器械。

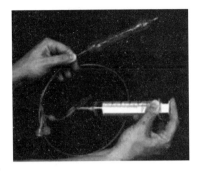

图1-1　球囊导管手术器械

同年，格鲁恩齐克医生就上述器械在瑞士提出了专利申请CH616337，并在接下来的一年内先后在美国、英国、德国、法国、日本提交了专利申请。

这个器械的原理很简单，就是把一个能够变大的橡皮胶囊插入血管中，再向橡皮胶囊中充气，随着橡皮胶囊变大，血管狭窄处被撑开了，这样就实现了堵塞的血管被通开。格鲁恩齐克医生在狗和猴子身上做了很多次实验，效果不错。1977年在人体上做了首例临床手术，效果非常好。在手术成功后，格鲁恩齐克医生开始在全世界范围内演讲，推广他的手术方法。

这就诞生了介入心脏病学的第一代技术。如果仔细想想其实也能猜到，这一代技术还存在很多问题。例如，用充气的橡皮管把血管撑开之后，橡皮管需要拔出身体外，那么血管很可能过一段时间后又恢复过去的状态了。实际上，格鲁恩齐克医生的手术确实复发率较高，有近50%的患者术后发生阻塞复发。虽然当时效果还不完全令人满意，但毕竟迈出了介入心脏病学领域的一大步。

幸运的是，在格鲁恩齐克医生进行全世界巡回演讲过程中，听众中有一位名叫乌尔里希·西格沃特（Ulrich Sigwart）的瑞士医生，他认为格鲁恩齐克医生的手术非常有前瞻性，于是他也开始做这方面的临床研究。他为了解决格鲁恩齐克医生手术后血管阻塞容易复发的问题，从隧道工程中获得灵感：既然隧道可以用钢筋支撑起来，那么血管也可以用一个东西撑起来，并且这个东西不再撤走而是放置在血管中，这样就

不会发生橡皮胶囊撤出后撑开的
血管再次收缩的情况。根据这种
想法，他不断探索，在1986年成
功完成了世界上首个冠脉支架的
植入手术，并在此基础上不断持
续研究，奠定了其在介入心脏病
学领域的学术地位。《欧洲心脏病
学杂志》在纪念冠脉支架发明40

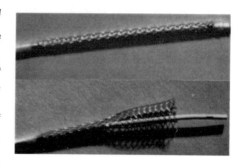

图1-2　西格沃特医生用的冠脉支架

周年的专刊上还专门邀请西格沃特医生撰文回顾了这项技术诞生的历史。
图1-2是当时西格沃特医生手术所用的支架，已经跟现在临床使用的冠
脉支架非常相似了。

　　虽然西格沃特医生的临床和学术水平非常高，但他使用的这个冠脉
支架实际上不是他自己做出来的，而是他把自己的想法告诉了发明家汉
斯·瓦尔斯滕（Hans Wallstén），由后者经过多年研究发明成功，并于
1983年在瑞典申请了世界上第一个自膨胀式支架的专利。在接下来的一
年里，瓦尔斯滕又通过PCT就该项发明向比利时、德国、荷兰、丹麦、
加拿大、英国、瑞士、意大利、法国、巴西、日本、美国、奥地利共13
个国家申请了专利。后来，这种支架被称为Wallstent支架（见图1-3）。

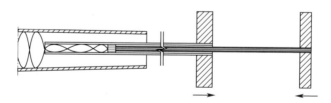

图1-3　Wallstent支架结构

　　在使用前，这种支架在轴向上处于拉伸状态，在径向上处于压缩
状态，因此它可以沿着较细的导管进入血管，在到达血管指定位置后，
将支架推出。支架由于材料具有弹性，会沿着轴向收缩，同时沿着径
向扩张，从而实现对血管的撑开。

虽然西格沃特医生后来也申请了自己的自膨胀式支架的专利，但那已经是他首次成功手术三年后的事了，此时另一种冠脉支架——球囊扩张式支架已经快要迈入商业化进程。

这种支架是格鲁恩齐克医生演讲的另一位听众——美国医生朱里奥·帕尔马斯（Julio Palmaz）发明的。他同样是受到格鲁恩齐克医生的启发，也同样发现了格鲁恩齐克医生手术存在的问题，并且同样想到了使用撑开后保留在血管中的支架来解决问题。不同的是，帕尔马斯医生在厨房改造的实验室中，利用电线、焊料和焊枪自己设计制造了使用球囊撑开的支架（见图 1-4），并在 1980—1985 年利用这个支架在狗身上做了十几例手术。❶

在加州大学的资助下，帕尔马斯医生不断完善自己的支架，最终找到了适合的材料，于 1985 年生产了一个长度为 15 mm、直径为 1.5 mm 的球囊扩张式支架原型（见图 1-5）。

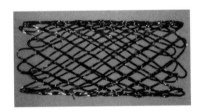 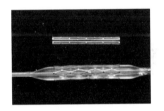

图 1-4　帕尔马斯医生发明的球囊支架　　图 1-5　球囊扩张式支架原型

与此同时，他立刻在美国申请了专利。这一时间早于西格沃特医生申请专利的时间。接下来，他向奥地利、澳大利亚、巴西、加拿大、德国、西班牙、希腊、日本、韩国、美国、南非共 11 个国家及欧洲专利局提交了专利申请。

在球囊扩张式支架研发取得实质性进展，并且已经申请专利后，帕尔马斯医生开始与沙茨（Schatz）医生合作，加速进行动物实验。

---

❶ TAN C, SCHATZ R A. The History of Coronary Stenting [J]. Interventional Cardiology Clinics, 2016, 5 (3): 271-280.

但是在他们进行人体临床手术前，西格沃特医生已经完成了首例冠脉支架植入手术，而帕尔马斯医生直到 1987 年才使用他的球囊扩张式支架完成第一例人体手术。虽然帕尔马斯医生在学术上的竞争并不占优势，他在学术界的地位也远不如西格沃特医生，但由于他申请专利的时间要早于西格沃特医生，并且他多年来一直醉心于支架的改进，因此他的专利技术受到意图在心脏病领域发力的强生公司的青睐，他最终以约 1000 万美元的许可费将该项专利技术许可给强生公司使用。在强生公司的大力支持下，帕尔马斯医生的支架于 1991 年获准用于外周动脉，在 1994 年美国食品药品监督管理局（FDA）又批准其用于冠状动脉（称为 PSS 支架）。借助帕尔马斯医生的专利技术，强生公司迅速占领了 90% 的支架市场，并于 1998 年收购了该专利。这项专利为强生公司带来每年几十亿美元的收入，并让数以万计的患者使用上了冠脉支架。当时甚至出现了患者放弃其他治疗方式，排队等 PSS 支架到货的现象。

想要尝试发明创新：把临床经验和医疗技术固化为产品

从上面的故事可以看出，西格沃特医生是传统的学术派医生，醉心于新手术技术的开展和研究，他更多地专注于怎样去提升他的医疗技术，怎样去完成这个开创性的手术。这当然非常有价值，也奠定了他在介入心脏病学领域的学术地位，推动了整个心脏介入技术的进步。他做了很多例人体手术，最终冠脉支架植入手术的成功率也非常高。但是在这个过程中，他并没有过多地考虑怎样去做这个产品，也没有考虑在手术成功率不高的情况下，除了提高手术技术，是否还需要完善手术器械。当然，他可能有闪过这样的念头，但是显然他更愿意把这个工作交给其他发明家去完成，这就使得他丧失了把宝贵的、世界上没有几个人拥有的心脏介入手术经验转化成产品的机会，也丧失了让更多的患者真正使用到这项技术的机会，同时丧失了金钱上的回报。而帕尔马斯医生从一开始就考虑如何让医生们在实施手术时更好操作。他所有的工作，无论是支架的改进、动物实验，还是临床手术，都围绕着"如何提供一个更好用的支架"展开。这自然会促使最终支架的形态更适合手术的操作，拥有更稳定和更好的性能，这也是他的支架最终能够受到强生公司青睐的原因。

很多医生一起进行业务讨论时，经常会出现这样的场景：甲说"一看你这个手术就是跟某某学的技术，你这种方式还有这样那样的问题"；乙说"确实存在一些问题，但是手术熟练了，成功率还是很高的，比其他术式效果要好"。临床医生特别喜欢讨论业务上的问题，也有心把业务练得更加精益求精，这对患者和医疗技术发展来说是非常好的事情。但是医生们在精进业务的同时有没有想过"我能不能把医疗经验和技术转化成一个更成熟的产品"？既然现在的手术可能需要很多经验才能操作成功，那么有没有可能发明一个装置能够辅助医生，不需要这么丰富的经验就能得到同样好的效果，如果能这样思考，就开始了把医疗经验转化为产品的观念转化。

所以，当一名医生把自己临床的想法、经验和技术固化成产品，就完成了医生角色的扩展——不再是只为眼前的、周围的、有限的病人治疗疾病，而是完成了时空的拓展，拯救了世界范围内现在的以及未来的患者。这同样是对人类健康事业做出的巨大贡献。

例如，在胫骨高位截骨术中最难的就是准确确定截骨平面，这依赖于医生丰富的临床经验。但如果医生能够总结临床手术中确定截骨平面的经验，设计一个快速确定截骨平面的定位装置，那么就可以显著降低这一手术对于临床经验的依赖，缩短手术学习训练时间。因此，医生如果深入总结自身的临床经验，并考虑如何将自己成熟的手术经验固化为一个可供更多人使用的产品，那么创新就完成了。

想要保护智慧成果：专利是
科技创新和成果转化之间的桥梁

回顾上面关于冠脉支架的发明故事，同样作为医生，大家有没有想到怎样去复制帕尔马斯医生的成功之路？

1. 专利是成果转化双方的权益保障

笔者曾经在一家三甲医院交流时，对现场参会的听众提出上述问题，一名医生提出，复制这个过程主要是两步：一个是创新，另一个是转化。第一次听完这个故事能概括出这两个要点已经很不错了。通俗来说，一方面是把东西做出来，另一方面就是把东西卖出去。但是我们想一想，我们要做的东西和要卖的东西本质上是我们的智力成果，而不是一个具体的商品，这就导致这个过程必然有很多不确定因素的干扰。大家可以设想一下，如果我是一名医生，我做出一款优秀的产品或者发明一项技术，现在要转让出去，在转让过程中就会涉及一个非常尴尬的问题：如果我给受让方演示我的技术或者产品，那么他转头就可能参考我的设计自己去做；如果我遮遮掩掩不给受让方展示，对方又怎么能够深入了解我的技术从而达成合作呢？所以这就是一个两难境地。

帕尔马斯医生当时在做人体实验的时候，他也是把自己的专利许可给了两名医生，允许这两名医生使用他的支架去进行手术。这样他就不用担心这两名医生做完手术了解了他的支架结构后自行去生产。如此利用专利就保护了创新者帕尔马斯医生的利益。

所以，在科技创新和成果转化之间，必然需要有专利保护的环节。如果创新者持有专利，那么就拥有了法律赋予的权利，就可以自由地去跟合作方、投资方、生产方沟通技术的细节，而不用担心自己的智力成果被剽窃。对受让方来说，如果这项技术有专利保护，一方面，在一定程度上证明了该项技术的创新性；另一方面，在转化完成后受让方也可以享受该项专利带来的法律赋予的排他性权利，从而获得收益。因此，专利成为创新者和转化方之间的最佳桥梁。

2. 专利代替科研能力为成果交易提供标的

很多医生除了进行临床诊疗，还进行各种课题的研究。大家有没有想过这么一个问题：为什么很多医生能够申请课题研究，但并不是所有医生都能够实现成果转化？

要回答这个问题，应当明确三个概念：科研能力、科研成果、知识产权。医生具有专业的科研能力，这些能力在平时很难体现出来，甚至在临床诊疗过程中都不易被发现，这是一种很"虚"的感觉，只有熟悉的人能够认可；医生可以利用自身科研能力就临床中出现的问题进行研究产生科研成果，这些成果可能是对某种疾病的新认识，也可能是新的诊疗方法等，这些成果已经能够被专业人士认可；将这些科研成果固化，就可能产生相应的知识产权，例如基于对某种疾病新的认识获得一项诊断该疾病的试剂盒相关专利，或是基于新的诊疗方法提出一项新的操作设备相关专利，此时这些知识产权变得很"实"，也很容易获得市场认可。从上面三个过程可以看出，科研能力、科研成果、知识产权是逐渐从"虚"到"实"的过程，是逐渐从"内心认可"到"价值认可"的过程，也是逐渐从"无法衡量"到"准确标的"的过程。

科研课题大多是国家主导的政策行为，其选拔标准更看重研究者的科研能力。而成果转化大多数是企业主导的市场行为，其筛选标准更看重研究者的科技成果。医生具有科研能力，医疗器械企业具有产品生产和市场转化能力，理论上两者非常互补，但在现实中两者很难达成配合实现产品化。这是因为虽然有很多医生具有很强的科研能力，但是科研能力是一个很"虚"的概念。通俗地说，医生具有的科研能力到底值多少钱呢？这一点是很难量化的。也就是说，科研能力并不是一个可以交易的标的。而以专利为代表的知识产权是无形资产的一种，是完全可以作为市场交易标的的。因此，很有意思的一件事就是：国家对科研工作进行投入是看重了医生的科研能力，并不是已经做出了科研成果，甚至已经产生了知识产权后，再投入资源支持医生去做研究。而身处市场中的医疗器械企业绝不是对医生的科研能力投资，而是对成果，特别是对有自主知识产权的成果进行投资。所以说，对于科技创新，国家层面和企业层面的出发点是不同的，因此医生在进行具有转化可能性的创新时，一定要和日常做科研的理念进行区分。医生只有具有科研能力，进行了科技创新工作，并且能够产生一些专利，才更容易实现技术的转化和产品的落地。

3. 专利在成果转化过程中体现医生的价值

医生在科研过程中或临床诊疗过程中得到的成果常常缺乏实体内容。例如，一种新的术式或手术操作方法、一种基于某个疾病统计分析数据得到的诊疗方法等，这些内容并不能直接变成可市场化的产品。由此产生了行业内一个严重的认知错误：在基于医生经验研究开发出来的产品中，医生的贡献非常有限。

例如，很多医院和医生与医疗器械企业甚至互联网企业合作利用 AI 技术对患者进行核磁、CT 影像的智能识别，从而自动诊断癌症等疾病。在这个过程中，很多企业认为智能识别的算法都是企业提供的，而医生只提出了原始需求、提供了样本数据、进行了样本标引，而算法才是整个产品的核心，因此医生在整个产品研发过程中的贡献有限。持这种观点的企业可能并不是有意要压低医生的价值从而获得更大的经济利益，而是无意识地、发自内心地认为医生在这个过程中的贡献几乎为零。更可悲的是，这种观点不仅被医疗企业、与医院合作开发的高校认可，甚至很多医生自身也认可。在某地医疗科技成果评审会上，有些评委甚至质疑："这不是科研人员的事吗，医院为什么会参加？"

实际上，进行科技创新的人都了解，发现问题和解决问题同样重要，甚至在某些领域发现问题比解决问题重要得多。而医生处于临床医疗第一线，是最有可能发现临床问题的人。这些问题不仅医疗器械企业很难发现，甚至处于相同科室而研究方向不同的医生也很难发现。例如，同为骨科医生，擅长股骨、胫骨相关疾病治疗的医生对腰椎牵引手术了解甚少，就更不用说能够发现在腰椎牵引手术中碰到的实际临床问题。也就是说，很多医生在临床中发现的问题是非常实际、急迫又难以被他人发现的。正是这个原因，使得医生在整个创新过程中起到了非常关键的作用。以前述使用AI 算法进行影像辅助诊断为例，实际上 AI 的算法模型都是已有的研究成果，即使应用在不同领域，也仅仅是选择适合的模型，进行适应性的调整就可以使用。但具体用 AI 算法模型做什么，这是研究算法的人很难完全想到的。他们更难以想到哪一种疾病的影像适合使用 AI 算法去识别。这些都是需要医生给出专业的指导才能完成的。再如，在骨科器具的研发过程中，造出符合要求的器具通常技术难度不大，而知道要制造什么样的器具才是关键。因此，医生在这一创新过程中发挥了重要作用，然而这种观点目前仍未被广泛认可。

造成这一现象的原因有很多，解决这一问题除了要改变整个行业的认识，最直接有效的方式就是在与企业合作之前，医生可以想办法把自己的科研成果固化为专利，从而利用法律手段清晰地划分出自身的贡献。

例如，帕尔马斯医生在与强生公司合作之前就申请了支架的专利，也就是说，从法律上使得双方都必须认可这一创新构思是他的价值体现。实际上，强生公司后续生产的支架在材料、工艺等方面都需要进行大量工程化的实验，但这一切都是基于帕尔马斯医生的专利。试想，如果当初帕尔马斯医生有了在心脏中植入可扩张支架的构思后就与强生公司合作，那么即使合作顺利，也很可能由于在完善支架结构的过程中强生公司研发人员深入参与从而导致帕尔马斯医生的价值被忽视，从而难以界定究竟是谁发明了球囊支架。甚至很多人会觉得强生公司为这一支架的研发付出了巨大的人力和物力，而医生不过是"提供了一个想法而已"。

因此，专利是体现医生创新价值的最佳媒介。

想要提高专利质量：站在前人肩膀上，
发现并解决新的问题

每次说到从实践中的问题出发，很多医生会说："'从实践中的问题出发，发现问题，提出新的发明创造'这一点我们绝对做到了，我们所有提出的发明、做出的改进都是根据临床实践中出现的问题做出的。比如在做某个手术过程中发现了一些问题，我们就会提出一些解决方案。"有这样的意识非常好。能够在临床实践中发现问题，并且试图用工程化的方法去解决，这就已经迈出了一大步。但是想要申请专利、获得授权并最终得到法律保护，还缺少一些东西。

我们还以格鲁恩齐克医生的导管介入技术为例，他通过连接在导管上的橡皮胶囊撑开堵塞的血管，撑开后就撤走了导管，那么血管没有支撑，在一段时间后很可能发生回缩，心脏的疾病还是没有得到根治。而帕尔马斯医生则想到了在血管中植入一个支架，胶囊撤走后支架还在，就可以解决血管回缩的问题了。但其实在格鲁恩齐克医生1977年提出导管介入扩张的技术之后，很多人都意识到了这种技术的前景，也发现了它存在的这个问题。于是，在接下来的七八年里有很多人提出了解决"撤出后回缩"问题的方案。

例如前面提到的西格沃特医生的合作者瓦尔斯滕于1983年提出的将一个压缩的弹簧通过导管推送到血管中，再经过机械结构的操控使得弹簧释放，在血管中自动撑开。

格鲁恩齐克医生的启蒙者多特（Dotter）医生于1983年提出将记忆合金支架植入血管中，通过升温使得合金发生形变，从而撑开血管。同年，鲍尔科·亚历山大（Balko Alexander）也提出了使用温度来控制记忆合金形变的方案（见图1-6）。

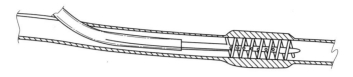

图 1-6　记忆合金支架结构

1984 年，库克公司的切萨雷·詹图尔科（Cesare Gianturco）也提出了通过释放压缩弹簧来撑开血管的方案，不同的是，他的弹簧支架是垂直于血管使用的（见图 1-7）。

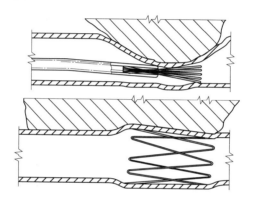

图 1-7　切萨雷·詹图尔科支架结构

1985 年，劳伦·克罗夫（Laurent Kropf）同样提出了使用机械结构实现弹簧支架释放的方案（见图 1-8）。

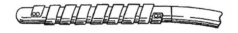

图 1-8　劳伦·克罗夫支架结构

从上面的专利可以看出，无论使用机械结构释放弹簧还是使用温度控制记忆合金支架，1977 年格鲁恩齐克医生面临的问题已经被很多人用不同的方法解决了。如果此时我们还站在格鲁恩齐克医生的角度去发明创造，我们提出的方案很可能会与上述众多方案类似。那么，帕尔马斯医生的支架为什么能够脱颖而出呢？

因为帕尔马斯医生解决的问题已经不是针对格鲁恩齐克医生的方案面

临的问题，而是针对后续出现的各种支架所存在的问题——由于复杂操作带来的可靠性、安全性缺陷。相信所有患者都不想在手术过程中有个弹簧在心脏动脉中突然撑开吧。所以说，帕尔马斯医生解决的并不是1977年的问题，而是1983年的问题；他解决的不是有没有支架的问题，而是支架如何安全释放的问题。因此，帕尔马斯医生的发明起点是1983年之后的那些方案，而不是1977年的方案，他是站在了前人的肩膀上进行了发明创造。也就是说，并不是我们发现一个问题直接提出解决方案就可以放心大胆地申请专利，而是要准确地判断我们的发明起点究竟在哪儿，站在了谁的肩膀上。

笔者在与医生交流的过程中发现，很多医生在临床中发现了一个问题并且提出了一种解决方案，就马上准备申请专利了。但其中80%以上的专利申请被驳回，归根结底都是由于以上这个观念导致的。

如果在某一个医疗场景，你发现了一个问题也想到了初步的解决方案，在这个时候要去找一找（称之为检索），看看这个问题是不是已经被别人解决了。实际上，往往很多情况下这个问题已经被解决。大家不要觉得这个问题只有自己能发现。现实中，你发现的问题通常都会有和你一样思考过的人提出了各种各样的解决方案。当你找到别人的方案并仔细看过之后，可能会发现那些方案依然不能完美地解决旧问题，甚至还会产生新问题。这些问题才是你发明的基础，才是你更应该解决的问题。这个时候，你就应该站在这些人的肩膀上，提出一个新的方案解决他们方案的老问题、新问题。当然，新的方案提出之后，你也可以再继续检索，看看有没有其他人解决了同样的问题，提出了类似的方案。如果有，可以再仔细分析他的方案有没有新的问题，以此类推。

以上方法称为双循环法。一方面是发现的技术问题在不断地循环。在进行发明创造时，要解决的技术问题可能并不是你最初发现的那个问题，当检索查询别人的方案时（如专利或文章），就会发现你要解决的问题可能已经不是最初那个问题了，已经变成新的问题了。另一方面是技术方案的不断循环。在前面不断发现新问题的过程中，我们也在不断更新、完善自己的方案，以解决面临的新问题。

说到这里，有两个问题就非常关键了。一是如何查询他人的方案，二是如何停止循环。这就涉及专利申请过程中两个重要的知识：检索以及新颖性、创造性的评判。本书后续内容会详细讲解这些问题。

想要获得专利授权：把握创新重点，做专利真正的主人

　　说到专利授权这个问题，很多医生都会疑惑：专利的构思是我在临床实践中发现的，专利的技术内容都是我自己写的，甚至图都是我自己画的，我还不是专利的主人吗？为什么我的发明专利申请不能被授权？

　　其实这个问题比较复杂，导致一个发明专利最终没有被授权的因素很多，有法律层面、技术层面、政策层面的原因，甚至还有市场层面的原因，但是归根结底是人的问题。这里涉及的人主要是三个方面：发明创造完成人、专利代理师和专利审查员。发明创造完成人贡献智慧，提出专利技术方案；专利代理师将技术方案修改完善为符合法律要求的文件并提交；专利审查员则依据专利法及其实施细则的相关规定对专利进行审查。客观上说，只有三者相互配合、共同努力，才能产生一个能够授权的、有价值的发明专利。

　　从目标收益的角度看，发明创造完成人是发明专利的最大收益者，专利后续所产生的法律权利、经济收益、学术名誉等最终都由发明创造完成人获得，在这个意义上，发明创造完成人最应该也最能够为了自己的目标收益主动做好专利申请和保护的推进工作。而从事情实际推进的角度看，虽然专利代理师负责将技术方案修改完善为法律文件，但专利代理师是否已经完全理解了技术方案、是否准确把握了发明构思、是否明确了保护思路和意图，这些都需要发明创造完成人牵头推进。如果发明创造完成人只是局限于把技术交底书交给专利代理师，那么很可能上述三个问题并不能很好解决，也会给专利授权和保护埋下隐患。同样的道理，虽然专利审查员具有丰富的专利审查经验，但由于专利审查更多的还是基于书面文字的审查，无论是审查意见还是答复意见都有可能给双方交流带来理解偏差，

此时就需要发明创造完成人从技术角度主动澄清这些误解，避免由此带来的驳回风险。

做自己专利真正的主人，在实践中至少应当避免出现以下三种情形。

（1）发明创造完成人对技术方案描述不清楚，专利代理师对技术方案理解出现偏差，又没有及时得到纠正。例如，某医生发明的导管"在进入身体到达患处后气囊才打开"，而专利代理师撰写完的方案是"进入身体后气囊就立刻打开"。这样提交的专利申请已经与发明创造完成人的本意具有较大的出入，不仅可能造成不授权的风险，而且即使获得授权，最终专利保护的价值也大打折扣。

（2）发明创造完成人对技术方案描述不完整，通常只描述了技术方案的构成是什么，但是没有详细描述该技术方案所适用的特定场景和针对的特定目标，特别是没有描述应用到这些特定场景和特定目标时技术方案相对现有的技术有哪些改善。例如，某医生发明了一个心外科开胸手术专用的扩张球囊，球囊上具有金属指示器，通过外部金属探测器就可以方便地定位扩张球囊的位置。这个发明构思初听起来感觉不错，但实际上利用探测器对球囊进行定位的技术方案之前已经有专利公开了。与这位医生深入沟通后才发现，他的这个方案主要应用于治疗新生儿肺动脉膜性闭锁和肺动脉瓣狭窄。那么，此时就应当思考在治疗新生儿肺动脉膜性闭锁和肺动脉瓣狭窄时，面对新生儿特定的身体条件和手术环境，对该球囊有哪些进一步的要求，是否需要对球囊结构进行完善，而不是仅仅提出已经广泛使用的通过金属标签进行球囊定位的方式。无论外科手术，还是介入式手术，针对不同疾病、不同患者、不同场景都对技术本身提出了不同的需求，只有把这些需求产生的原因以及解决的方案充分地撰写出来，才能够帮助专利代理师和专利审查员准确理解发明构思，才能提高专利申请授权的成功率。

（3）没有经过检索，导致核心发明点不明确或者和现有方案相似度较高。在前面已经提到，由于目前很多医生的发明创造都是从临床实践中产生的，因此，普遍的操作方式是发现临床中存在的问题后就开始研究并提出解决问题的技术方案，并立刻对这个方案进行专利申请。然而，医疗产品和技术发展到这个阶段，很多临床面临的问题都已经被其他人发现，并且给出了解决方案。如果医生不对现有的专利技术、学术文章进行检索，那么很可能导致自己提出的专利申请与其他人的相似度较高，从而导致难以获得授权。所以，正确的方式应当是当在某一医疗场景中发现了临床问题并且提出了解决方案后，针对这一技术方案进行检索评估。一方面，可以找到自己方案与现有方案的主要区别，从而明确自己方案的发明点所在；另一方面，还可以根据评估结果对方案进行进一步完善，发现新的技术问题，提出新的发明创造。例如，某医生为了解决现有康复助行外骨骼结构复杂、成本高的问题，提出了在关节间使用弹簧片来驱动康复助行外骨骼的方案。如果不进行检索，认为这个方案的核心发明点就在于使用了弹簧片，并且在整个专利申请文件中也重点强调这一点，那么这个专利将很难获得授权。原因在于，使用弹簧片驱动外骨骼这一技术方案已经有人提出了相应的专利申请。

因此，做自己专利真正的主人，提高专利的授权概率，需要做的不仅是把技术方案写完交给专利代理师，还应该保证技术方案准确、完整、发明点突出，并且针对这些内容与专利代理师和专利审查员做好沟通，确保他们都能够理解到位。

想要实现产业价值：授权不是终点，更需考量专利保护范围

在前面的叙述中假设：获得了专利授权就获得了保护。但在实际中，事实并不是这样的。

大多数医生会一厢情愿地认为：我叙述的技术方案就是我保护的技术方案，别人的方案不能和我叙述的方案一样。这种想法产生的主要原因是医生通常会把专利和学术文章相类比，认为这都是科研成果，进而把对学术文章中成果归属的理解代入对专利的理解中。但学术文章更多的是通过技术的描述来证明学术地位的，这种学术地位是基于其他人内心的认同；而专利不仅是一个科研成果，而且是一个法律和技术结合的文件，它的价值体现在法律赋予的排他性上。因此，本质上学术文章的价值是由学术道德给予的，而专利的价值则是由法律赋予的。医生在申请专利时往往只关注技术方面而忽略了它的法律属性。这就好比，一个房子的结构设计精巧，那么我们可以从审美道德上称赞它，使它具有美学价值。但真正决定它经济价值的是房产证上写的房屋户型、面积、位置等被政府认定的信息。进行科研创新的过程就像盖房子的过程，只有在房产证上完整准确地写出房子的户型、面积、位置，这个房子的经济价值才能体现出来。

在专利申请中，体现专利价值的部分叫作"权利要求书"。权利要求书限定了整个专利的保护范围，这个范围可大可小，一方面取决于发明创造本身的先进性，另一方面也取决于权利要求设计的思路和技巧。而在实践中，往往第二个方面更容易被忽视。

某家三甲医院的一项技术被一家医疗器械企业看中，想要进行成果转化，但是该企业看完医院的授权专利后遗憾地说："你们的技术确实不错，但专利对这项技术起到的保护作用比较有限，不太符合我们转化的要求。"

类似的情形在医院或医生的成果转化过程中屡见不鲜。其实，站在企业的角度来看很容易理解。专利的价值首先在于其技术的独特性，其次在于法律赋予的排他性。医院的技术好，说明满足了技术的独特性，但专利文件撰写，特别是权利要求书撰写的缺陷，导致其并不能实现较为广泛的排他性，那么企业即使获得了该专利，也无法利用其排除竞争对手，占领市场，市场价值也就大打折扣了。

虽然不是很严谨，但为了让医生更通俗地理解专利保护范围的大小，我们可以直观地说：一个专利的权利要求字数越多、特征越多，保护范围越小，其他人就越容易绕开我们的专利；一个专利的权利要求字数越少、特征越少，保护范围就越大，其他人就越难以忽略我们的专利（法律上更准确的理解方式后面章节会详述）。实践中最常见的一种情况就是权利要求书撰写得事无巨细，甚至可以和说明书媲美。这样的专利即使最终获得授权，也会因为权利要求书包含的特征过多，保护范围过小，而导致其他人既参考了我们的技术，又很容易绕开我们的保护，不侵权地实施和我们类似的发明构思。那么，创新者的权益也就无法得到保障。

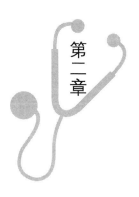

第二章

医疗创新之路的正确打开方式

引 言

　　在大家了解了整个技术创新、专利保护、成果转化过程中需要转变的五个重要观念之后，这一章我们具体探讨一下，对于想进行创新又不知从何下手的医生应该怎么办，以及真正开始创新后应怎样维护自身的利益。

　　有些医生觉得自己只是精于临床技术，自己的知识储备不足以进行技术创新；有些医生看到有人进行科研成果转化，自己也跃跃欲试，但是完全没有头绪，不知从何开始；有些医生为了临床的实际需要会进行一些小改进，但仅仅觉得这是为了临床操作方便，从来没有意识到这些小火花也可以放大，最终成为一个有价值的技术创新。大家在创新过程中已经意识到的困惑或还未意识到的误区，我们在本章里都会详细分析，以期帮助医生能够尽快地找到创新的突破口。

　　此外，伴随着技术创新会产生智慧成果，如何保护自身的利益，这一点往往是刚涉足技术创新领域的医生所容易忽视的。因此，我们对此也进行了重点探讨，旨在使医生在创新过程中实现基本的权益保障。

了解医院体系的科技创新态势

> 医疗行业支持创新的各级政策频出
>
> 我国医院及医生的创新能力持续提升
>
> 参与技术创新的医生群体不断扩大
>
> 各地区医院技术创新实力参差不齐
>
> 我国医院体系创新能力与国外存在差距

医疗行业支持创新的各级政策频出

创新是引领发展的第一动力,是经济增长的重要引擎,是提升国家经济竞争力和综合国力的关键。在 2006 年全国科学技术大会上,我国首次提出建设创新型国家的宏伟目标。2007 年,党的十七大报告指出,提高自主创新能力、建设创新型国家是国家发展战略的核心。2016 年,《国家创新驱动发展战略纲要》提出"三步走"战略目标:第一步,到 2020 年进入创新型国家行列;第二步,到 2030 年跻身创新型国家前列;第三步,到 2050 年建成世界科技创新强国。

面对老龄化社会的到来和医疗成本的飙升,医学创新受到世界各国的普遍关注。医学创新不仅是各大医疗机构创新能力的体现,也是评估医院发展后劲的重要指标。在我国,随着医疗改革的深入发展、医疗技术的提高和信息技术的进步,更多的医院开始加大研发投入,发展医疗新技术,积极巩固和促进原有优势学科的行业领先地位，不断形成新的技术特色，力求在领域内形成医疗技术水平的制高点，在复杂的医疗环境和背景下掌握竞争优势。

为激发医学创新活力，促进医学创新成果转化，使创新驱动发展战略真正落地，国家先后出台了一系列鼓励医学科技创新、支持医学科技成果转移转化的政策措施（见表 2 - 1 ~ 表 2 - 4）。

表 2 - 1　国家战略层面相关政策

序号	文件名称	文件号
1	《中共中央 国务院关于深化体制改革加快实施创新驱动发展战略的若干意见》	中发〔2015〕8 号
2	《国务院关于优化科研管理提升科研绩效若干措施的通知》	国发〔2018〕25 号
3	《国务院关于推动创新创业高质量发展打造"双创"升级版的意见》	国发〔2018〕32 号
4	《国务院办公厅关于推广第二批支持创新相关改革举措的通知》	国办发〔2018〕126 号
5	《国务院办公厅关于抓好赋予科研机构和人员更大自主权有关文件贯彻落实工作的通知》	国办发〔2018〕127 号
6	《国办院办公厅关于支持国家级新区深化改革创新加快推动高质量发展的指导意见》	国办发〔2019〕58 号

表 2 - 2　法律法规层面相关政策

序号	文件名称	文件号
1	《全国人民代表大会常务委员会关于修改〈中华人民共和国促进科技成果转化法〉的决定》	主席令〔2015〕第 32 号
2	《国务院办公厅关于印发促进科技成果转移转化行动方案的通知》	国办发〔2016〕28 号
3	《关于进一步加大授权力度 促进科技成果转化的通知》	财资〔2019〕57 号

表 2 - 3　行业指导层面相关政策

序号	文件名称	文件号
1	《关于印发国家卫生健康委员会科技重大专项实施管理细则的通知》	国卫办科教发〔2018〕15 号

续表

序号	文件名称	文件号
2	《国家卫生计生委关于进一步加强医学科研项目和资金管理的通知》	国卫科教函〔2014〕182 号
3	《关于全面推进卫生与健康科技创新的指导意见》	国卫科教发〔2016〕50 号
4	《关于加强卫生与健康科技成果转移转化工作的指导意见》	国卫科教发〔2016〕51 号
5	《国家食品药品监督管理总局关于促进科技成果转化的意见》	食药监科〔2017〕71 号
6	《食品药品监管总局 科技部关于加强和促进食品药品科技创新工作的指导意见》	食药监科〔2018〕14 号

表 2-4 地方管理层面相关政策

序号	文件名称	文件号
1	《北京市促进科技成果转化条例》	北京市人民代表大会常务委员会公告〔十五届〕第 19 号
2	《中共上海市委、上海市人民政府关于加快建设具有全球影响力的科技创新中心的意见》	沪委发〔2015〕7 号

我国医院及医生的创新能力持续提升

为了更好地了解医疗机构和医护人员的实际技术创新能力和技术贡献趋势，我们对每百家医疗机构和每千名医护人员专利申请量进行了分析（见图 2-1）。2010—2021 年，每百家医疗机构和每千名医护人员专利申请量整体呈快速上升趋势，每百家医疗机构专利申请量从 2010 年的 7.5 件增长到 2021 年的 216.0 件，增长了近 30 倍；每千名医护人员专利申请量从 2010 年的 0.7 件增长到 2021 年的 18.4 件，也增长了近 30 倍。可见，医院系统专利申请量的增加并不是简单由于近些年医护人员数量或医院数量增加所致，而是因为医护人员个体的技术创新能力逐步提高，"提倡创新"和

"保护创新"的意识逐步增强。同时也说明近些年科技创新生态的改善和国家对科技创新激励政策的重视，激发了医疗机构和医护人员的创新积极性，推动了医学科技创新成果不断涌现。

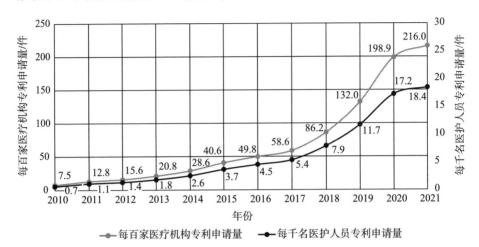

图 2 - 1　每百家医疗机构和每千名医护人员专利申请趋势

参与技术创新的医生群体不断扩大

近些年，除了个体创新能力不断提升，在医院系统内申请发明专利的医护人员数量也持续增长。2010 年，全国共有 3000 余名医护人员申请了发明专利，到 2022 年，这个数字达到了 10 万余名，在十余年的时间内参与发明专利相关技术创新的医护人员数量暴涨了 33 倍之多（见图 2 - 2）。这一数据充分说明了近十年随着技术创新激励政策的不断出台，医护人员的科技创新能力和知识产权保护意识都大幅度提升。但是申请发明专利的医护人员数量在全国医护人员的总体数量中占比较小，医护人员的技术创新潜力还有待进一步挖掘。

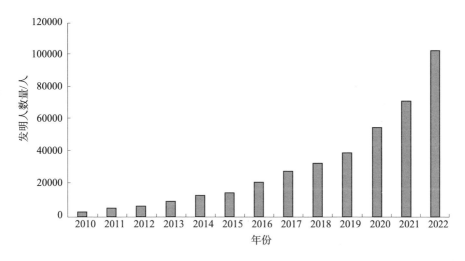

图 2 – 2　2010—2022 年医院系统发明人数量

各地区医院技术创新实力参差不齐

目前，国内医院的主要职责是提供医疗服务，但近些年正在向开展新医疗技术创新与成果转化扩展，各地卫生管理部门对医院的考核也开始包括技术创新和成果转化能力。但各地区医院技术创新能力差异较大。图 2 – 3 ~ 图 2 – 12 选取国内有代表性的 10 个城市，统计 2010 年以来发明专利申请量超过 300 件的医院。

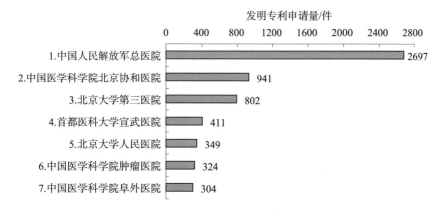

图 2 – 3　北京市 2010—2023 年医院系统发明专利申请量

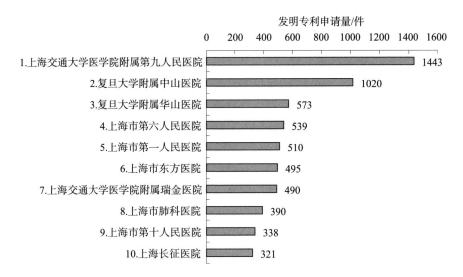

图 2-4 上海市 2010—2023 年医院系统发明专利申请量

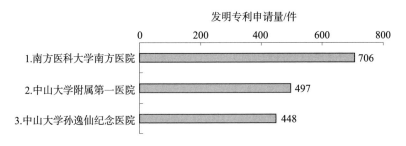

图 2-5 广州市 2010—2023 年医院系统发明专利申请量

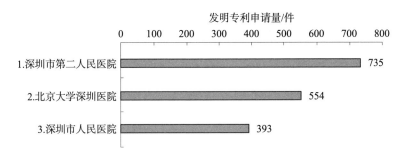

图 2-6 深圳市 2010—2023 年医院系统发明专利申请量

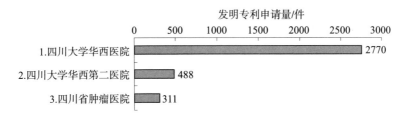

图 2 - 7　成都市 2010—2023 年医院系统发明专利申请量

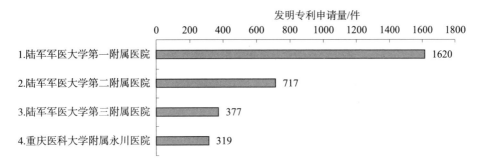

图 2 - 8　重庆市 2010—2023 年医院系统发明专利申请量

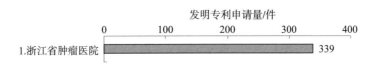

图 2 - 9　杭州市 2010—2023 年医院系统发明专利申请量

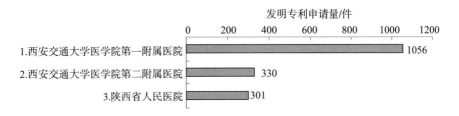

图 2 - 10　西安市 2010—2023 年医院系统发明专利申请量

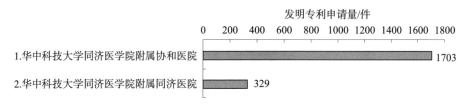

图 2-11　武汉市 2010—2023 年医院系统发明专利申请量

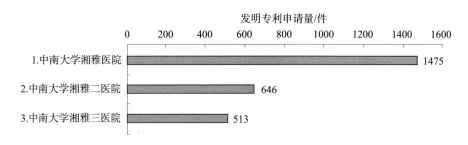

图 2-12　长沙市 2010—2023 年医院系统发明专利申请量

从图 2-3～图 2-12 中可以看出，首先，北京和上海地区的医院的技术创新能力遥遥领先，发明专利申请量达到 300 件以上的医院数量较多；其次，各地区技术创新主要集中在地区内知名的三甲医院，几乎没有其他级别的医院上榜；最后，即使在北京和上海，也有诸多三甲医院的专利申请量未达到 300 件，说明各三甲医院之间的技术创新实力有较大差别。

我国医院体系创新能力与国外存在差距

医院系统有效专利与医疗行业有效专利比是衡量医院系统整体创新能力的重要指标。Aaron K. Chatterji 等在 *Physician - Industry Cooperation in the Medical Device Industry* 一文中对拥有专利的医生人数进行分析，1990—1996 年美国专利商标局在 19 个医疗器械专利类别中授予了 26158 项专利，共收到超过 344000 篇引文。在这些医疗器械授权专利中，有 5051 项（占比为 19.3%）专利的发明人包含执业医师，即医疗器械领域中近五分之一的发明专利是由医生或在医生参与下完成的，并且这些专利的重要性高于其他主体申请的专利。

对我国医疗器械领域的专利申请进行分析，参见图2-13可知，2010—2023年，国内医疗器械领域医院系统有效专利在医疗行业有效专利中的占比整体呈上升趋势，特别是自2017年开始，医院系统有效专利在医疗行业有效专利中的占比迅速提升。可见，在整个医疗技术创新过程中，医生逐渐为医疗行业贡献更多的发明创造，成为医疗器械领域的创新主力。但同时应当看到，直到2021年，我国医生的授权发明专利在医疗行业内的占比才接近美国医生在20世纪90年代取得的水平，甚至目前仍未超越（由于2022年和2023年部分专利还未授权，因此这两年的数据具有误差）。虽然我国与美国的专利制度略有不同，医疗体系也存在差异，但上述数据依然能够在一定程度上说明：医院系统相对于整个医疗行业来说，科技创新能力以及将科技创新成果转化为专利保护的能力有待进一步提升。当然，从另一个角度来看，我国医院系统的创新潜力还有巨大的释放空间，相信随着各种激励政策的落地和法律的进一步完善，科技创新成果会不断在我国医院系统中涌现。

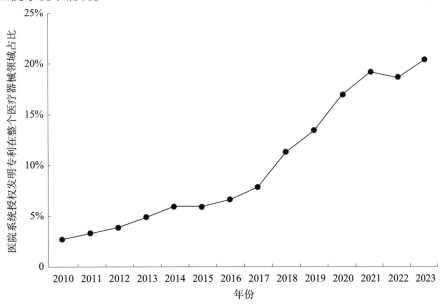

图2-13 医疗器械领域医院系统有效专利在医疗行业中的占比情况

立足临床诊疗实践，掌握"六步"创新方法

- ▶ 跟随医学行业技术进步，寻找创新方向
- ▶ 聚焦临床诊疗最新技术，把握创新时机
- ▶ 克服行业技术认知偏见，收获创新思路
- ▶ 关注临床诊疗特殊需求，寻找创新起点
- ▶ 固化临床实践经验技巧，转变创新理念
- ▶ 借鉴融合其他领域技术，获得创新灵感

对前面提到的心脏支架发明过程印象深刻的医生可能都有这么一个疑问：像介入心脏病学大发展这种机会并不是谁都能碰到的，也不可能每个人都是领域"大牛"，那么普通医生在日常工作中怎么进行创新呢？

跟随医学行业技术进步，寻找创新方向

以糖尿病为例，糖尿病在 19 世纪被看作是一种肾病。这也难怪，因为最早人们发现糖尿病是通过检测尿液是否含糖来实现的。当时人们甚至发明了使用鸦片治疗的"偏方"，今天看来简直荒唐可笑。

1922 年，弗雷德里克·班廷（Frederick Banting）利用从狗身上获得的胰岛素材料治愈了一位 14 岁的小患者，由此对糖尿病的病理和治疗方法进行了深入研究，并因此获得了 1923 年诺贝尔医学奖。在获得诺贝尔奖之前，班廷就胰岛素和胰岛素的制备方法于 1923 年 1 月 12 日向美国专利商标局提

交了名为 "Extract obtainable from the mammalian pancreas or from the related glands in fishes, useful in the treatment of diabetes mellitus, and a method of preparing it" 的专利申请，并于 1923 年 10 月 9 日获得专利授权。虽然班廷因此获得诺贝尔奖，但其实他并不是第一位胰岛素专利的发明人。早在 1908 年，德国人乔治·朱尔策（Georg Zuelzer）就提交了适用于糖尿病治疗的胰腺制剂的专利（专利公开号：US1027790A），只不过那时候还没有"胰岛素"这个名字。所以，我们可以换一个角度去考虑这件事：如果能时常翻翻专利，看看别人都在研究什么，没准儿下一个获得诺贝尔奖的人就是你！

在一项新的医疗技术提出后，会带来非常多的前所未有的问题，甚至这些问题多到让医生想要放弃这项技术，而且新的解决方案又会带来其他问题，并由此需要更新的解决方案。这个技术发展的过程在临床实践中让医生们头疼不已，但对于技术创新来说是再好不过的。如果能关注新的医疗技术所产生的问题，并以此为突破口进行研究，将有很大可能获得属于自己的专利技术。以胰岛素为例，在班廷之后，人们对这项技术真正临床使用所面临的问题进行了长达近 100 年的研究，产生了超过 11000 件关于胰岛素的专利。虽然在我们的印象中，胰岛素的生产与使用已经司空见惯，不可能再有什么新鲜的花样，但专利数据显示，直到今天依然有人对胰岛素及其衍生物相关技术进行不断改进（见图 2 - 14）。例如，诺和诺德在 2020 年年底还向美国专利商标局提交了能够根据组织中葡萄糖浓度的变化来输送胰岛素的新型胰岛素衍生物专利（US20210024604A1）。

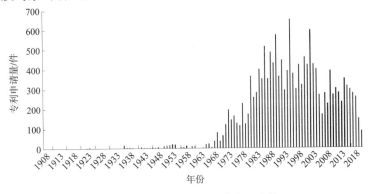

图 2 - 14　胰岛素专利申请发展趋势

随着医学技术的进步，对于疾病的精准分类和诊疗越来越成熟，很多疾病的医疗场合已经不再局限于医院。对于技术的创新者而言，追随技术的脚步跳出医院这一场地的限制，关注家庭、养老院等新场合的需求，进行诊疗、护理、康复技术的技术创新和专利发明也是一个不错的思考方向。

还以糖尿病为例，从前患者需要去医院进行专门的血糖检测，再由医生开具处方，护士进行胰岛素的注射。但由于技术的进步，现在患者在家自己就可以进行血糖检测，并根据医生长期的处方自行进行胰岛素注射。也就是说，医疗场合已经由医院转移到了家庭。那么，由此带来的问题也是我们可以进行创新思考的方向。例如，在家自行检测血糖并注射胰岛素时，由于患者并不具备医护人员专业的操作技能，家庭环境也不具备专业的条件，因此检测和注射都会带来很多麻烦，如采血技能不够娴熟、对于注射的恐惧等。那么，如何解决在新场合下产生的新问题，就是最佳的创新思考角度。

例如，有人发明了一种无创血糖检测的水凝胶微针贴片，通过将光敏感性水凝胶溶液、光引发剂、葡萄糖氧化酶和 pH 响应功能水凝胶溶液混合，浇注到微针模板中，通过高速离心预成型；再在光照下固化成型形成微针阵列。将葡萄糖氧化酶整合到上述 pH 响应功能水凝胶微针中，当微针与葡萄糖接触时，由于在葡萄糖氧化酶的作用下，葡萄糖反应产生葡萄糖酸，使水凝胶微针处于不同的酸性微环境中，从而使得水凝胶微针对不同葡萄糖浓度产生特异性和响应性变化，由此来检测血糖。由于微针对皮肤损伤小，疼痛感不明显，因此可以显著降低患者自行检测血糖的难度。

聚焦临床诊疗最新技术，把握创新时机

对于临床医疗的技术创新来说，有一些问题是常年存在而未解决的，有一些问题是在特殊领域、特殊场景下产生的，这些都是能够产生创新想法的起点。然而，正是因为这些问题比较常见，因此往往已经有很多人去思考并给出了解决方案，或是技术上还存在障碍，短期难以解决，这无疑

增加了创新的难度。然而，有一种相对更容易的创新模式却往往容易被医生所忽视，这就是聚焦最新的临床诊疗技术，把握住有限的创新时机。

在一项新的诊疗技术提出后，虽然它解决了主要的临床问题，也取得了不错的效果，但一项新的技术的提出者在进行研究创新时必然把更多精力集中在主要临床问题上，因此在提出伊始，新的诊疗技术不可避免地会产生新的临床问题，或是在操作上还有不便之处，或是需要其他技术的配合等。由于该技术是最新提出的，使用的医生数量还比较有限，很多问题暴露得并不明显，此时敏锐地发现这些问题并大胆地提出解决方案，就是创新的最佳时机。

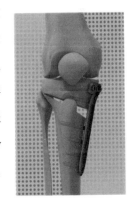

例如，对于关节疾病引起的"O型腿"或"X型腿"等畸形问题，有人提出采用胫骨高位截骨术（High Tibial Osteotomy，HTO）来进行矫正治疗。也就是将邻近膝关节的胫骨内侧切开，中间以扩张器扩开一定角度，外侧加以骨板进行固定，使得双腿变直，力线穿过膝关节外侧间室。2014年，DePuy Synthes公司为这个手术设计了相应的骨板、骨钉，并给出了手术指导方法，如图2-15所示。

图2-15 DePuy Synthes公司的模型

这个手术最困难的地方就在于确定截骨平面，即在哪个位置、以何种角度将胫骨内侧切开。这就涉及如何利用克氏针对骨锯进行定位引导。DePuy Synthes公司给出的方法是通过X光图像进行克氏针的定位。自2014年推广这个术式以来，这种方法的弊端逐渐显现，该方法不仅需要复杂的设备，还增加了医患双方的放射线暴露风险。这时，很多医生采用结合X光影像盲打克氏针定位的方法，即医生参考事先拍摄的X光片靠手触摸腓骨头的位置，从胫骨内侧皮质向外指向腓骨头上1/3处盲打钻入。这种盲打克氏针定位方式显然需要很丰富的手术经验才能完成。

面对这样的问题，很多医生会考虑提高自己的临床经验，争取一次完成定位引导。然而，有一位医生，他在不断锤炼自己的手术技能的同时，还思考如何能够简化定位引导过程，让这一过程不再过度依赖医生的经验。为此，他于 2020 年设计了利用克氏针进行定位的装置（见图 2 – 16）。

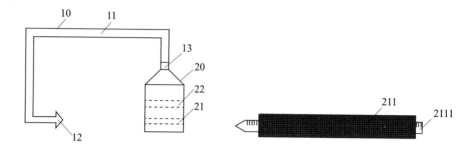

图 2 – 16 利用克氏针进行定位的装置

首先将定位主架 10 与瞄准装置 20 通过连接口 13 进行连接并固定，使定位主架 10 和瞄准装置 20 形成一个整体。之后，将定位器 12 定位至腓骨头上 1/3 处。将第一套筒 211 插入第一套筒固定隧道 21，并推动第一套筒 211，使其紧贴胫骨骨皮质进钉点处。该进钉点通常选择在鹅足肌腱上方，胫骨后侧皮质前方 0.5 ~ 1 cm 处（截骨）。之后，将第二套筒 221 插入第二套筒固定隧道 22 中，推动第二套筒 221，使其紧贴胫骨骨皮质进钉点处。第一套筒 211 和第二套筒 221 位置确定后，开始插入克氏针。首先，将主定位克氏针 2111 钻入第一套筒 211。当该主定位克氏针 2111 到达对侧胫骨皮质时，透视并记录主定位克氏针 2111 的深度。之后，将副定位克氏针 2211 钻入第二套筒 221。最后，经透视确认后拆掉定位主架 10 和瞄准装置 20，仅保留主定位克氏针 2111 和副定位克氏针 2211 作为截骨导向。由于两条平行线可以确定一个平面，因此，两根相互平行的克氏针即可确定截骨平面。

可能有些读者有疑问，这个装置结构这么简单，能称为发明吗？事实上，在 2022 年 DePuy Synthes 公司发布新的产品说明和手术指导时，将类似的构思写进了手术指导中，建议在胫骨高位截骨手术中使用专门的克氏针定位装置来确定截骨平面，如图 2 – 17 所示。

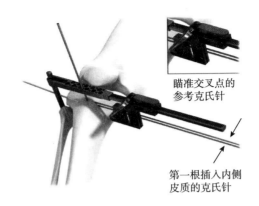

瞄准交叉点的
参考克氏针

第一根插入内侧
皮质的克氏针

图 2 – 17　DePuy Synthes 公司使用克氏针定位截骨平面

虽然 DePuy Synthes 公司产品的结构略微复杂一些，但是明显可以看出整个产品的构思与之前那位医生的发明如出一辙。从这里我们也可以看出临床医生创新的价值。但我们更应该注意到这个案例的时间点，DePuy Synthes 公司在 2014 年提出建议的术式和对应的骨板、骨钉产品时，虽然解决了"O 型腿"治疗的问题，但带来了"截骨平面如何准确确定"的新问题。6 年后，在 2020 年，那位医生利用克氏针定位装置解决了这一问题，完善了胫骨高位截骨手术。2022 年，这一构思被 DePuy Synthes 公司采纳并推广。在这个案例中，从新的术式提出，到完成相关创新花费了 6 年时间。或者换句话说，最多只有 6 年时间留给医生围绕新技术进行创新。甚至在很多诊疗方法推广迅速的领域，留给创新的时间连 6 年都没有。因此，在一项新的诊疗技术被提出并逐渐推广的过程中，医生除了可以学习、训练、研究这些新技术，还应该把握宝贵的创新时机，思考如何在这项技术之上进行技术创新。

在新的诊疗技术提出后，通常可以从以下几个方面进行创新思考。

（1）新的诊疗技术在解决主要问题的同时，有没有带来新的问题。

（2）新的诊疗技术能否通过进一步改进更好地解决主要问题，并能够将其余次要问题一并解决。

（3）新的诊疗技术通常需要新的操作方式，新的操作方式是否有改进空间。

（4）新的诊疗技术是否需要其他工具配合。

（5）新的诊疗技术是否针对不同群体需要适应性的调整完善。

（6）新的诊疗技术是否可以和现有其他技术相结合，提高自动化、智能化水平。

上面虽然提到的是新的诊疗技术提出后，医生可以抓住时机跟随性地进行技术创新，但是要注意，新诊疗技术的提出者并不一定是他人，很多医生自己首创了一些诊疗方法、手术模式，此时在不断研究完善临床技术的同时，还应当注意创新时机的把握，该诊疗技术一旦推广，在此基础上的技术创新倒计时其实就已经开启。如果医生自身不能把握时机并及时提交专利申请，那么很可能会把唾手可得的创新时机让给他人。

克服行业技术认知偏见，收获创新思路

在临床诊疗过程中，有很多治疗方法是业内通用的治疗方法，虽然存在这样那样的缺陷，但却是目前业内公认的最佳治疗手段。这种认识往往会产生技术上的偏见，即现在的技术方案已经是最佳方案，其他方案曾经也被考虑过，但在医疗技术发展过程中都被淘汰了，相对于现在使用的技术方案没有任何优势。而医生在进行创新时，就是要打破这种固有的思维方式，思考一下，那些被淘汰的方案，甚至还未成型就被否定的方案，有哪些重要的临床技术障碍，通过增加辅助器械或改善目前的器械结构是不是就能够解决这些临床技术障碍，如果可以，那么就是一项技术创新。

例如，胰头癌是消化道常见的恶性肿瘤，胰十二指肠切除术是其常用的治疗方法。胰瘘是胰十二指肠切除术后常见的并发症，也是导致患者腹腔出血的常见原因。目前常用的解决胰瘘的方法是进行胰肠吻合，如套入式胰肠吻合、捆绑式胰肠吻合等，技术的改进方向也主要集中于提高胰肠吻合技术和改善胰肠吻合方式。但是，无论哪种吻合方法都是试图将胰液堵在消化道内，但胰液是强消化液，一旦激活，会沿着缝合线周边渗出并发生组织腐蚀，从而造成胰瘘。

为此，某位医生针对业内公认的"堵"的方法反其道思考，把"堵"

的思路转变成"疏"的思路，不再追求吻合密封的效果，而是直接把胰液导出，再通过空肠营养管重新输入体内，这样既能够避免胰瘘的发生，又可以解决术后胰液回输的问题。

他的具体技术方案是：使用图 2-18 的装置，将螺纹头 1 与第一引流管 4 的端部共同插入腹壁内，螺纹头 1 经过空肠一侧后插入胰腺内用以将胰液导出，通过第一引流管 4 进入到引流袋 7 内，再旋开连接在第三引流管 8 上的旋转柱，即可使得胰液抽吸至注射机构 9 内，之后关闭该旋转柱，旋开连接在送出管 11 端口处的旋转柱，推挤注射机构 9 将胰液从送出管 11 推出，并送入鼻肠管或空肠营养管中，将胰液再次回输。

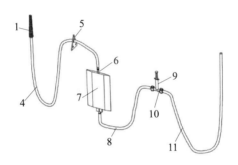

图 2-18 胰液导出及回输装置

可见，通过对传统诊疗方法的颠覆，就能够提出新的构思。当然，此时需要有配套的器械来实现这一诊疗方法，因此，前文提到的宝贵的创新时机也就产生了。

关注临床诊疗特殊需求，寻找创新起点

有很多临床实际的需求，只有经历的人才有可能发现，甚至只有某个科室的医护人员才能发现。这样的发明与其他人雷同的概率就大大降低了。因此，这些临床实践中的需求，就是非常好的创新起点。

例如，北京某三甲医院骨科病房的护士曾经提到：现在验尿时的接尿杯和验尿杯很常见，正常人也不会觉得将尿从接尿杯倒入验尿杯有什么困

难。但是，在骨科中经常存在一侧手臂骨折的病人，他们只能单手操作，没有办法手持验尿杯，只能将验尿杯平放再用接尿杯倒入，在这个过程中经常会碰倒验尿杯，甚至某些验尿杯由于是试管状的而无法平放。如果能发明一种方便取放、不易倾倒的验尿杯就能很好地解决这个问题。这样一个实际的需求，可能其他科的医护人员很难提出。因此，关注实际临床中遇到的需求和问题，往往能得到一个不错的发明起点。

再如，有经验的儿科医生都知道，儿童并不是成人的缩小版，儿童在很多疾病的诊断和治疗方面都与成人有很大不同，因此在对儿童进行诊疗时常常面临很多特殊情况。例如，由于儿童体重在各个年龄段差别非常大，因此，儿科用药经常是药品包装用量的一小部分，如颗粒剂型的阿奇霉素，对于婴幼儿每次只需要 1/3 袋、1/4 袋。如何精确地把一袋粉末状药品平均分成几份？这是北京某三甲医院儿科护士提出的一个问题。由于年龄、体重的差异，儿科临床治疗中有很多独特的问题，关注这些独特的问题就不愁找不到发明的起点。

北京某医院的一位护士长在进行淋巴水肿病人的日常护理时发现，在进行压力治疗消肿过程中，经常需要给患者四肢缠绕绷带。在整个缠绕过程中，护士需要长期弯腰，造成腰肌劳损，病人的患肢也需要长期悬空，造成疲劳。于是，她带领团队从淋巴水肿护理的临床需求出发，发明了能够自由调节的支架，用于托住病人患肢，很好地解决了护理不便的问题。

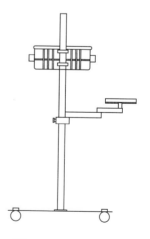

这样的创新方案不仅可以用于医院，同样可以用于淋巴水肿病人居家后的护理中。值得称赞的是，这位护士长的知识产权保护意识非常强，在产生了这样一个发明构思后，首先想到将头脑中的构思申请实用新型专利，随后根据图纸在各大建材城和网络平台购买原材料自行加工组装，并根据实际使用情况进行调试完善，最终成型（见图 2 - 19）。目前，这个治疗架已经在日常临

图 2 - 19　可调式淋巴水肿压力治疗架

床护理中广泛使用。以这个专利为基础，结合丰富的淋巴水肿护理经验，2020 年，北京市医院管理中心批准成立了相关的康复护理工作室。

回顾这个案例，可以直观地感受到，进行创新并没有那么困难，用这位护士长的话说就是"做日常工作的有心人"。随着临床分科越来越精细化，每个临床医生日常遇到的问题都各不相同，关注这些问题，结合自己的经验用心解决问题，就迈出了创新的第一步。

固化临床实践经验技巧，转变创新理念

某医院的一位整形外科医生擅长利用各种填充假体进行面部整形，即在做手术的过程中，将假体材料削成需要的形状，再填充至面部相应部位完成手术。他发现自己做这个手术时成功率非常高，而别人做完之后，术后感染等各种各样的问题非常多。经过观察研究，他发现是由于假体材料消毒不够导致的。虽然医护人员在术前都会对假体进行消毒，但术中需要对假体进行切削等操作，就会出现二次污染或者消毒不彻底的情况。同时，由于假体材料是多孔结构，表面消毒很容易，但内部孔隙有空气，仅仅通过涂抹、浸泡很难使消毒液进入孔隙内进行消毒，由此带来了术后感染的问题。医生们向假体生产厂家反馈了这个问题，国外厂家给出的解决方案是：将多孔的假体材料浸泡在碘酒溶液中，通过酒精灯加热排出孔隙内的气体，这样碘酒溶液就能够进入材料内部进行消毒（见图 2-20）。这个方法是国外医生同行想出的方案。

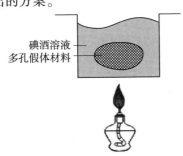

图 2-20 使用碘酒溶液消毒多孔假体材料

　　这种方案虽然可以解决消毒不彻底的问题，但是显而易见，在手术室内用酒精灯进行点火操作非常不方便，而且比较危险。这位医生非常喜欢钻研，他发现了厂家给的推荐方案的问题后，自己设计了一个方案：用一个普通注射器，把假体材料放在注射器的管中，用注射器吸取消毒液后把注射头封上，这时再向外拉注射器的推柄，那么注射器管中的体积就变大了，压强变小了，注射器管就呈现一个负压状态，那么假体材料孔隙中的气体就会溢出，消毒液自然就能渗入到假体材料内部了。这位医生设计完这个方案后觉得不错，还指导其他医生这样去操作，大家反馈都非常好。根据这样一个临床实践经验，他还专门撰写了文章，论述了如何降低相关手术的术后感染风险。

　　第一次听到这个方案的时候，笔者的眼前一亮，觉得这个方案比国外医生给出的指导方案从各个方面来说都要好很多，而且就地取材非常方便。这位医生从临床实践中碰到的实际问题出发，通过研究得到了解决方案，整个过程都很值得借鉴。美中不足的是，这位医生一直在考虑的问题是"如何把这个手术做好"，跟其他人交流的内容也是"我是怎样操作的"，而没有想过"创造一种新的消毒装置"。和大多数医生一样，他对于自己的创新成果以"经验"的方式呈现，而没有固化为"产品"，也就没有考虑对产品实施专利保护了。

　　可能有人会觉得这个方案虽然巧妙，但说到底不就是用了一个注射器吗，这么简单的结构怎么能称为创新，怎么能申请专利呢？

　　事实上，国际著名的骨科器械公司 DePuy Synthes 公司于 2003 年在 13 个国家和地区均提交了一份专利申请：利用类似注射器的装置对容器内抽真空，从而使得容器内被消毒液浸渍的多孔材料被充分消毒。从图 2－21 可以看出，虽然结构上略有不同，但原理和整体设计思路可以说和我们前面提到的那位医生的方案一模一样。

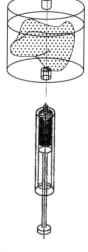

图 2－21　DePuy Synthes 公司的专利

通过这个案例大家应该有这样一种感受：当医生通过临床的思考在医疗技术上有一些提高，甚至产生了"一招鲜"技术的时候，如果多向前考虑一步，把这些技术固化为一个产品，那么创新就完成了，甚至专利也就随之产生了。而如果没有这个意识，有价值的发明专利很可能就从身边悄悄溜走了。

借鉴融合其他领域技术，获得创新灵感

当医生在临床实践中碰到问题又无从下手时，可以思考一下这个问题是不是在其他领域已经有了解决方案。

例如，北京某三甲医院的一位医生在进行康复研究时发现，外骨骼膝关节助行器可以为膝关节受损人群提供康复阶段步行时的必要外助力以便于运动和锻炼，也可以为运动能力衰退的老年人口提供必要的步行外助力。但主动外骨骼采用气缸、液压缸、电机等外部动力部件提供助力，结构复杂、成本高、故障率高。而被动外骨骼是采用弹簧等蓄能元件利用人体步行时膝关节弯曲力进行辅助助力，其助力的可调性差，不能满足不同康复程度对不同助力大小的需求，以及不同体能状态的老年人对助力大小的不同需求。为此，他想到设计一个助力大小可调的外骨骼膝关节助行器。

图 2-22 是常见的外骨骼助行器，如果想要调节助力大小，只能调节弹簧 6 的弹力大小，也就是选择不同型号的弹簧。但这样对于患者来说显然过于复杂，而且随着康复周期的不同需要替换诸多型号的弹簧，患者承担的费用也非常高。

那么，如何把弹簧变成弹力大小可调的呢？他从大货车的减振板簧（见图 2-23）得到启发，想到可以采用板簧结构代替普通弹簧。

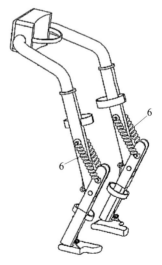

图 2-22　常见的外骨骼助行器

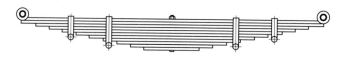

图 2 - 23 大货车的减振板簧

由于板簧通常由多根组成，因此可改动的结构特征就比较多。通过反复思考，他想到了通过改变板簧的间距来改变弹力的大小。在这种思路的启发下，他进一步设计了通过气囊充放气来改变板簧间距的方式。具体来说，主要方案如图 2 - 24 所示。

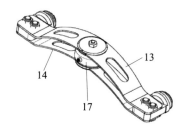

图 2 - 24 通过气囊充放气改变板簧间距的方案

第一弹簧片 13 与第二弹簧片 14 均为弧形金属弹性片，第一弹簧片 13 位于第二弹簧片 14 弧面的外侧且两者之间留有一定间隙，两者的弧面朝向同一个方向；第一弹簧片 13 与第二弹簧片 14 之间固定安装有调节气囊 17，调节气囊 17 可充气并根据内部气压大小影响第一弹簧片 13 和第二弹簧片 14 之间间隙变小或变大的难度，从而改变第一弹簧片 13 和第二弹簧片 14 组成的弹性助行部件整体的刚度。

其实，无论板簧还是弹簧都是机械领域常见的弹性元件，但是如果没有大货车的启发，也很难想到用板簧去代替弹簧，并且还能够针对板簧的特点进一步设计。这位医生在遇到"弹簧弹力不易调节"这一技术问题时，联想到了大货车的板簧，由此使得这一问题更容易被解决。

很多情况下，医生受限于缺乏工程知识背景和实践经验，确实难以自如地进行"借鉴"，这一现实吓退了很多已经有了创新"小火苗"的医生。事实上，不仅是医生，即使是工程人员，借鉴其他工程领域的知识和经验都是困难的事，很多工程人员恰恰是想办法克服这一问题，才产生了各种各样的创新发明。因此，这一现实不应当成为创新的必然障碍。面对这样的问题，其实至少有以下两种方式可以解决。

（1）借鉴其他科室的某些医疗产品的构思。

北京某三甲医院的一位心外科医生发现开胸手术中使用的撑开器应用在某些特定手术时，由于撑开器的轨道过长，病人下巴等部位会限制撑开器的使用。他想到在实际手术中往往并不需要那么长的轨道，如果轨道可以自由折叠，就可以避免撑开器施展不开的问题。他是怎么想到"折叠"这一构思的呢？其实他是看到了心内科很多可弯曲介入导管以及外科中可弯曲的手术钳等器械而产生了灵感。整个医疗领域使用的产品都是经过很多年、很多研发人员不断创造完善的，具有很强的借鉴意义。虽然大多数科室面临的病患部位、医疗场景并不相同，但是对于人体来说，很多问题都是普适的。例如，手术器械要尽量体积小，减少创伤。这一改进目标在介入科、普外科、骨科、神经外科、耳鼻喉科等多个科室都是需要考虑的。因此，如果医生想在自己的领域中解决这一问题，完全可以借鉴其他科室已有的成果。

（2）寻求工程人员帮助。

有很多医生觉得毫无头绪的问题，有时对于工程人员来说是司空见惯的。例如上面提到的"弯折"问题，如果能够和一个机械工程专业的研发人员沟通一下，他可以给出很多种实现弯折的技术方案。这也是国家一直大力提倡"医工结合""医工交叉"模式的原因。但是，这里需要注意在"寻求帮助"的过程中，要明确双方责任和权利的分配，避免后续产生纠纷。关于这一点，下一节会详细阐述。

关注创新过程中自身权益的保护

▶ 创新过程中权利的归属

▶ 创新过程中利益的分配

▶ 创新过程中意外造成的权利损失

很多医生在进行发明创新时，秉持与学术研究一样朴素的权益观，即"研究是我做的，那么这个成果就归我所有"。这是因为学术上的权益通常基于对学术的认可，并不涉及经济利益。但是发明创新过程中的权益则是一个法律概念，需要明确区分才能保证自身利益，同时也避免产生不必要的纠纷。

创新过程中权利的归属

1. 申请人和发明人的法律地位

在专利中有两个非常重要的概念：申请人和发明人。在实践中，医生大多会有如下几种认知。

（1）发明人就是发明创造的完成人，而申请人就是填写申请书的人。

（2）发明人和申请人只是叫法不同，都拥有这个专利。

（3）发明人（或申请人）排在第一位的权利更大。

首先，通俗地说，只有申请人才有可能是专利的所有人，在专利申请授权后，申请人变成专利权人，就拥有了该专利。而发明人不是专利的所有人，只是"做出贡献的人"。

其次，申请人（以后的专利权人）拥有专利的所有处置权。例如，可以将专利转让给其他人，或者许可给其他人使用，甚至可以主动放弃该专利。而这些权利，发明人均没有。法律规定的发明人的权利只有获得"奖励"的权利。也就是说，在专利通过转让、许可等方式获得收益时，按比例奖励发明人做出的技术贡献。

最后，对于多个申请人的情况，在法律上每个申请人的权利都是一样的，并不存在谁的权利更多。例如，一项专利有三个申请人，那么要进行专利转让时，必须三个申请人均同意才能进行。对于发明人也是一样的，排在第一位的发明人和排在后面的发明人均享有获得"奖励"的权利。但如果事先对各自做出的技术贡献以及奖励分配方式有约定，那么可以通过约定来实现排名第一位的发明人获得比其他发明人更多的奖励。当然，在某些单位评奖时，规定排名第一位的发明人更加重要，这个只是单位的"内部规定"，并不是法律意义上的通行规则。

2. 职务发明

在日常实践中，经常会有医生咨询："听说医生申请的专利都要以医院为申请人，权利都归医院。"这其实涉及"职务发明"的问题。

现行《中华人民共和国专利法》（以下简称《专利法》）第六条第一款规定：执行本单位的任务或者主要是利用本单位的物质技术条件所完成的发明创造为职务发明创造。职务发明创造申请专利的权利属于该单位，申请被批准后，该单位为专利权人。该单位可以依法处置其职务发明创造申请专利的权利和专利权，促进相关发明创造的实施和运用。

可见，认定发明创造属于职务发明创造的两种情况包括：一种是"执行本单位的任务"；另一种是"利用本单位的物质技术条件"。通俗地说，符合这两种情况之一而产生的专利，申请人应当为医院，而医生只能作为发明人。此时，医生是不具有该专利的所有权的。但有一个例外，就是虽然某项专利的完成需要"利用本单位的物质技术条件"，但医生和医院之间曾经约定了该专利归属为医生，此时医生就可以作为申请人享有专利的所有权。

例如，某肿瘤科医生，在进行医院科研项目时对胰腺癌的快速检测进行了深入研究，并产生了关于该癌症的检测试剂盒专利，那么该专利由于是在完成单位科研任务时产生的，因此专利的申请人应当为医院。

再如，某乳腺科医生，在生活中注意观察康复人员所使用的外骨骼器具，并利用自己业余时间进行深入研究，提出了一项外骨骼相关的专利，那么由于该专利并不是在执行单位任务时产生的，也没有利用单位的物质技术条件，因此该医生可以作为专利的申请人，享有专利的所有权。

3. 与他人合作

由于大部分医院的主业是临床诊疗以及相关的医学科研，因此在将医学技术向医学产品转化的过程中，很多情况下确实需要与科研院所、高校、相关医疗企业合作进行技术和产品研发。如何在合作中维护自身利益是应当首要考虑的问题。

在医院与企业的合作过程中，经常会看到这样的案例：医生根据临床中发现的独特问题，提出了初步的解决方案，也与医疗企业达成了合作的意向。企业根据医生的初步方案进行产品化改进设计，并由医生进行动物实验、临床试验，企业则继续负责后续医疗器械批号的申报、寻求政策的支持、产品的进一步更新迭代。双方分工明确，合作应该很顺利。但是当产品有些眉目的时候，医生或所属医院会突然发现，自己渐渐游离于产品之外——在申报的各项奖项中并没有自己的名字，企业赢利后自己也没有得到应有的回报，甚至专利申请人也只有企业的名字。这种案例看似不可思议，但现实中却屡见不鲜。而且，往往这些问题都是出现在合作进行了一段时间之后，甚至技术已经产品化、市场化之后。但是产生这些问题的根本原因却是在创新之初埋下的。医生在创新过程中应如何避免这种情况，维护自身的权益呢？

这是一个专业的、复杂的法律问题，寻求专业的律师协助是最佳的策略。但很多医生在创新之初并没有完全做好成果转化的准备，因此会认为律师并不是必要的。而且律师服务的收费相对较高，且在科研经费中难以列支，这也阻碍了律师的参与。在这种实际情况下，医生或医院科研部门掌握一些能够维护自身权益的基础知识就是性价比最高的策略。下面重点介绍医生容易掌握且最重要的几个知识点。

（1）合作应当签订合同并在合同中约定技术成果和相关知识产权归属。

如果仅就合作事项进行口头约定，在合作过程中非常容易发生成果归属的纠纷。在合作之初，就应当签订技术开发合同，以保障自身权益。

技术开发合同分为技术开发委托合同和技术开发合作合同。通俗来说，技术开发委托合同是由医生出资委托企业（或科研单位）完成研究开发工作并交付研究开发成果；而技术开发合作合同则是由医生和企业（或科研单位）共同投资、共同参与研究开发工作、共同承担研究开发风险、共享研究开发成果。这两种合同在技术成果归属上差异较大，且针对不同情形又有不同规定，如何确定技术成果的归属是一个非常复杂的法律问题。为了避免陷入复杂的法律纠纷，快速有效地确定自身权益，医生可以不去深究两种合同对于权益的细节差异，但一定要在技术开发合同中约定技术成果的归属，充分利用民事行为中"约定优先"的原则。例如，医生出资进行技术开发的委托通常会约定技术成果及相关知识产权归医生所有，而医生与企业进行技术开发合作通常会约定技术成果及相关知识产权归双方共有。

（2）应当在合同中约定后续研究开发成果和相关知识产权归属。

即使医生在合同中约定了研究开发成果和相关知识产权归属，现实中一样会出现如下案例：某医院与某企业签订了关于肺炎自动诊断的技术合作开发协议，医生提出实际需求，提供实验数据、数据的标引和初步的方案，企业进行软硬件开发以实现需求，双方约定了产生的专利归双方共有。后来医院和企业也确实共同申请了一项专利。一切都看似与医院当初设想的一样顺利进行，医院的权益也获得了保障。但是，两年后医院在参加医院系统技术创新与专利保护的培训过程中，对自己及合作伙伴的专利进行了初步的检索，惊讶地发现该企业就类似技术又单独申请了9项专利，不仅未告知医院，甚至医院都不是申请人。

所以说，医生在创新过程中，不仅要在技术开发合同中约定技术成果和相关知识产权归属，还应当对后续研究开发成果和相关知识产权的归属进行约定。

创新过程中利益的分配

1. 职务发明

在前面的介绍中提到，对于职务发明，专利权归医生所在医院所有，但这并不意味着医生在整个创新工作中获益有限。恰恰相反，随着国家对科技成果转化工作的重视，相关法律及政策不断落地完善，坚实地保障了做出创新成果的医生的收益。

1996 年颁布的《中华人民共和国促进科技成果转化法》（以下简称《促进科技成果转化法》）第二十九条规定：科技成果完成单位将其职务科技成果转让给他人的，单位应当从转让该项职务科技成果所取得的净收入中，提取不低于 20% 的比例，对完成该项科技成果及其转化做出重要贡献的人员给予奖励。

2015 年修正的《促进科技成果转化法》第四十五条规定："科技成果完成单位未规定、也未与科技人员约定奖励和报酬的方式和数额的，按照下列标准对完成、转化职务科技成果做出重要贡献的人员给予奖励和报酬：（一）将该项职务科技成果转让、许可给他人实施的，从该项科技成果转让净收入或者许可净收入中提取不低于百分之五十的比例；（二）利用该项职务科技成果作价投资的，从该项科技成果形成的股份或者出资比例中提取不低于百分之五十的比例……"

而 2019 年发布的《北京市促进科技成果转化条例》第十二条规定："……（一）将职务科技成果转让、许可给他人实施的，从该项科技成果转让净收入或者许可净收入中提取不低于百分之七十的比例；（二）利用职务科技成果作价投资的，从该项科技成果形成的股份或者出资比例中提取不低于百分之七十的比例……"

目前，很多医院已经根据相关法律法规和地方政策制定了本院的科技成果转化管理办法。从最早的"华西九条"到《北京积水潭医院科技成果转化管理办法》，很多医院在科技成果转化的道路上以国家政策为支撑不断探索新模式、新办法。在实际执行层面，北京地区很多医院在实际成果转化过程中大多数都是按照给予发明人团队 70% 收益的标准执行的，充分激励了医生的创新热情并保障了医生的创新收益。

2. 合作开发

在技术开发过程中实施权利归属的约定后，医生大多会认为"我的权益已经得到了保障"。事实上，归属只是所有权的约定，并不能完全代表利益的分配。如果医院/医生和企业共同拥有一件专利，那么企业是否能够独立生产该专利涉及的产品？企业销售了该产品获利是否要与医院/医生共同分配？具体应该按什么比例分配？这些都不是归属约定能够完美解决的问题。

例如，某医院与某企业就医院大堂的自动终端技术共同申请了专利，但未进一步约定如何使用、许可、分配。该医院申请专利后没有再进一步考虑转化的事宜，而该企业独立实施了该专利，制造并销售了这个产品。于是，双方就该企业是否侵权诉诸法庭。

由此可见，为了避免陷入复杂的法律诉讼中，对于医生来说，最有效的解决方法就是在技术开发合同中不仅约定成果和知识产权的权利归属，而且要对成果和知识产权的使用、许可、收益分配进行约定。

创新过程中意外造成的权利损失

在创新过程中有一些意外事件会造成权利的损失，应当在整个创新过程中注意避免。例如，对于一项科研成果应当先申请专利再发表论文，可以避免由于论文公开成为现有技术导致专利无法获得授权。关于这一问题，很多医生可能现在已经了解并且能够有效避免了。但是，还有两种意外情况应当予以避免。

1. 科研团队中其他人发表的文章公开了专利内容

某医院一位中医医生在进行皮肤病相关课题研究时，以古方为基础，经过多年临床实践研制出了一种治疗银屑病效果非常好的中药配方。她为了能够最大限度地保护自身权益，虽然已经有了实验数据，但在没有申请专利前一直未发表相关文章。但是，她指导的一名学生将该配方写入了自己的博士论文中，想要发表。如果这篇博士论文发表，那么这位医生多年的研究心血将得不到专利层面的保护。但是，如果博士论文中删除这一内容，又会极大地影响博士论文的学术水平。

因此，医生在进行科研创新时，不仅自己要有"先专利、后文章"的意识，还要传达到团队中的每个成员。同时，在进行科研工作安排筹划时，要协调好技术方案公开时间与专利申请时间，避免陷入两难境地。当然，如果出现这种情况，还可以通过申请博士答辩非公开进行、博士论文不公开发表的方法来处理。

2. 工作中的无意之举公开了专利内容

2020年年初，山东某医院派出了医疗队奔赴湖北。医疗队中有一位护士在 ICU 护理重症患者过程中发现，在为患者拔针后，护士会对输液器及输液袋做毁型处理，即将输液器针头从输液袋中拔出，将输液袋放入专用垃圾桶，用剪刀将针头剪下至利器盒，再把输液器置入医疗垃圾袋中。在此操作中，暴露针头、使用剪刀增加了护士意外受伤风险。特别是当医护人员穿戴了口罩、防护服、护目镜和手套时，这些装备影响了护士的视野、降低了触感，在操作输液器针头分离时更容易被针头刺伤，造成意外感染。在意识到这一问题后，该护士利用休息时间认真思考研究，发明了输液器断针器，利用这一装置通过拉动把手就可实现针头从输液袋中拔出，刀片切断输液器，针头与输液器分离并落入利器盒中。整个过程不暴露针头，刀片也在器械中隐藏，避免了护士直接接触针头，减少了意外的针刺伤害，保护了护理人员不被感染。

　　这个发明就是典型的基于特殊场景和需要，从临床实际碰到的问题出发提出的创新，整个方案是非常有价值的。这位护士在工作期间不仅在头脑中设计出了整个方案，并且实际加工制造出了实用的产品，甚至还吸引了电视台的采访。在采访过程中，他在摄像机的镜头下展示了整个发明创造的结构和使用方法，得到了媒体的称赞。

　　然而，受当时工作条件所限，这位护士在2020年4月返回山东后才提交了专利申请，但是他没有意识到的是，电视台在当年3月就报道了采访的内容，并且展示了他发明的断针器使用过程，在这一过程中，断针器的结构被完全展示出来了。也就是说，整个发明的方案在专利申请之前已经被公开了，这就造成了他发明的断针器在临床一线既好用又获得好评无数，但他申请的专利反而有可能无法获得授权。

　　这里涉及"使用公开"的概念。通俗地说，在专利申请之前，不能有类似的技术方案被制造、使用、销售、进口、交换、馈赠、演示、展出等。也就是说，不能有类似的方案处于公众想知道就知道的状态，否则会影响专利的授权。例如，如果医生做出了一个发明创造并且和企业合作已经形成产品，为了推广产品参加了行业展会进行展示，那么此时该产品就已经处于公开状态。该产品对应的技术在申请专利时就有不能授权的风险。

　　由此可见，工作中很多意想不到的常规动作就可能造成专利权利的丧失。因此，在科研创新和转化过程中，不仅要注意在专利申请后提交论文，还应当避免出现"使用公开"的情况。

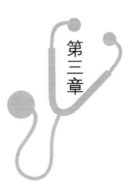

第三章

将医疗创新转变为医疗专利

引 言

　　我们曾在第一章讲述了心脏介入领域的三位先驱人物的故事，格鲁恩齐克医生是经皮冠状动脉成形术（PTCA）的开创者；受其启发，西格沃特医生深入临床应用研究并完成首例冠脉支架植入手术，奠定了其在心脏介入领域的学术地位；帕尔马斯医生致力于对心脏支架的技术改进，并将其专利技术许可给强生公司，实现专利技术的商业转化。三位先驱人物的成就各异，但都不谋而合地将其研究成果进行了专利申请，可见，对于技术创新，除了学术领域的成就，对技术进行专利保护早已形成共识。

　　帕尔马斯医生于 1985 年为其研究的支架申请了专利，并以专利许可的形式与强生公司合作，该支架于 1991 年获准用于外周动脉，在 1994 年美国食品药品监督管理局又批准其用于冠状动脉，如此迅速地实现临床应用，离不开强生公司的大力运作。这是一个临床医生的技术创新进行科技成果转化的成功案例，专利在其中所起的作用不容小觑，既成功吸引了企业与临床医生的合作，也是临床医生与企业进行谈判并保护自身利益的筹码。

　　可见，学术领域的百家争鸣，能够促进技术研究的发展与进步，而将技术通过专利进行保护并继而进行商业转化，不仅能促进技术研究的发展与进步，更重要的是，借助于商业资本以及社会生产力量将技术研究的成果最大化地转化为实际应用，可以造福社会公众，促进社会的进步与发展。

　　在上面这个故事中，格鲁恩齐克医生于首次完成经皮冠状动脉成形术（PTCA）的同年，也就是 1977 年，就为其手术中使用的球囊导管手术器械申请了专利，并于次年先后在美国、英国、德国、法国、日本提交了专利申请。可见，外国医生的专利申请和保护意识很强。

在中国现代专利制度的发展中，《专利法》于 1985 年正式颁布实施，至今发展将近四十年，正处于蓬勃发展的上升期。随着科研水平的提升，我国临床医生已经具备一定的科技创新能力，但他们对于技术研究的专利申请和保护意识尚处于萌芽阶段。

面对医疗领域的科技创新，有的人"不敢做"，科技创新的想法还仅停留在脑子里，嫌麻烦，有畏难心理而不敢去申请专利；有的人"随便做"，没有做好专利申请准备，匆匆申请，最终导致申请失败；有的人"徒劳做"，科技创新虽然得到专利授权，但由于不了解专利申请和保护政策，获得的专利权的实际范围与创新初衷相去甚远。

为了将我们的科技创新顺利地转化为我们想要的、真正有用的专利，在申请专利之前、申请专利的过程之中以及国家知识产权局专利局做出专利申请审查结论之后，我们需要知道些什么以及应该做些什么呢？

我们认为应该做好以下四个方面的准备：时间准备、费用准备、资料准备、技术准备。

专利申请的时间准备

> 专利申请审批程序的时间进程
> 如何缩短专利申请的审批时间
> 专利申请中的重要时间节点

无论你是否申请过专利，甚至即使你已有几个、十几个专利在手，都依然还会问同一个问题：我的专利申请需要多长时间？什么时候能授权？申请人也会向国家知识产权局专利局去电、去函询问审查进度。

专利申请的审批过程是需要申请人、国家知识产权局专利局各职能窗口之间配合、协调完成的一个庞大进程，就像医院管理系统，涉及挂号、缴费、化验、影像、药房等多个功能窗口，并在患者、医生、护士、检验员、影像员、药剂师等的配合下有序进行才能顺利完成看病过程。

每个人都有多次去医院看病的经历，因而对看病花费的时间都有一定预期，甚至能够做出一定的看病规划。但对于绝大多数申请人而言，由于不熟悉专利申请审批程序，更不知道在哪些申请节点需要做什么，导致申请审批程序及所用时间被迫延长。

同时，申请专利实际上也没有那么多的试错机会，不同于看病的过程。例如，今天看病的化验、检查没有做，可以明天再做，但申请专利过程中某一个节点出错，可能是以耗费数月的时间为代价，甚至有可能导致申请审批程序被迫终止。因而，我们需要了解专利申请审批程序，并做好专利申请的时间准备。

我们需要了解专利申请审批程序并做好时间准备，还有另一个重要原因。申请人往往具有多重身份，既是技术的创新者，要申请专利、保护科技创新，还可能是课题研究项目的负责人、参与者，需要参与学术研讨、撰写学术著作、发表论文等，更是日后科技成果转化的参与方、谈判方，需要与合作方、投资方、生产方进行技术转让、产品生产等商务洽谈、合作。这就需要考虑什么时间申请专利，什么时间在学术研讨中公开研究成果、发表论文，什么时间才能够放心地与合作方、投资方、生产方洽谈相关事宜。

你是否知道，你发表的一篇论文有可能会成为自己日后申请专利的绊脚石？你又是否知道，在不恰当的时间点与合作方、投资方、生产方接洽，可能导致自己的科研心血被他人堂而皇之地占为己有，但你又哑口无言？

因而，只有当了解专利申请审批程序并做好时间准备，才能合理规划科技创新、专利申请、学术研究、成果转化链条的进程。既能使学术研究、成果转化多点开花，高效地收获科技创新果实，又能切实保护科技创新果实，充分、恰当地延长创新果实的保鲜期。

以下将先介绍专利申请审批程序，以详细分析专利申请全流程中重要的时间节点以及进程，然后再介绍加快审批的相关政策以及会导致审批程序及所用时间被延长的几种易被忽略的情形。

专利申请审批程序的时间进程

以发明专利申请审批程序为例。

图 3 - 1 为发明专利申请审批程序概览图。实际上，为使大家能够更加宏观、全面地了解专利申请流程，在图 3 - 1 中，还展示了申请前应当进行的一部分专利申请准备工作。

在发明专利申请审批程序概览图中，可分为申请文件准备阶段、专利申请受理阶段、初步审查公布阶段、实质审查阶段及后流程阶段，其中后流程阶段为因需阶段。

各阶段所需的时间各不相同，具体可参见表 3 - 1。

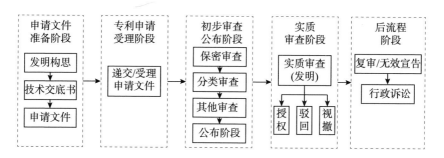

图 3 - 1   发明专利申请审批程序概览图

表 3 - 1   发明专利申请审批程序时间概览表

阶　　段	主要事项	所需时间
申请文件准备阶段	撰写技术交底书和专利申请文件	数周至数月
专利申请受理阶段	递交专利申请文件，确定申请日/申请号	1 天至 1.5 个月
初步审查公布阶段	专利申请文件的形式审查，合格公布	5～18 个月
实质审查阶段	专利性条件的实质审查	1～2 年
后流程阶段	复审和无效请求的司法救济	1～2 年

在上述五个阶段中，后流程阶段是对审理结束案件所提供的一种司法救济手段。申请人或其他相关利益人可以自由裁量是否利用该司法救济手段，使得审理结束的案件进入后流程阶段。也就是说，上述后流程阶段，是因需启动的，而非必需的。

除了上述后流程阶段，一件发明专利申请必须经过申请文件准备阶段、专利申请受理阶段、初步审查公布阶段、实质审查阶段这四个阶段，需要 2～3 年的时间。对于实用新型专利申请以及外观设计专利申请，由于不对其进行实质审查，因而仅需经过申请文件准备阶段、专利申请受理阶段、初步审查公布阶段这三个阶段，需要 6～12 个月的时间。

1. 申请文件准备阶段

在向国家知识产权局专利局提出专利申请以前，申请人应当已具有较为成熟的科技创新想法，并撰写了申请文件。就像去医院看病，患者应当能够说清自己哪里不舒服、从什么时候开始不舒服、是否有疼痛、什么样的疼痛等，医生才能据此开出化验单或对应的医学检查，并结合生化、影像学等检查结果和患者的描述做出诊断。患者的病情主诉对医生做出准确诊断十分重要，申请文件对于国家知识产权局专利局做出客观、准确的审查结论同样重要，因而应当重视申请文件。

　　申请文件应包括国家知识产权局专利局规定的组成部分，各个部分还需要按照官方规定的行文要求进行撰写。申请文件的撰写模板可直接在国家知识产权局官网下载获得，其中写明了申请文件各个组成部分的撰写要求及简单的撰写体例。

　　发明专利的申请文件应当包括：发明专利请求书、说明书摘要、权利要求书和说明书，必要时还应当提交说明书附图和摘要附图。

　　实用新型专利的申请文件应当包括：实用新型专利请求书、说明书摘要、摘要附图、权利要求书、说明书、说明书附图。

　　外观设计专利的申请文件应当包括：外观设计专利请求书、图片或者照片（要求保护色彩的，应当提交彩色图片或者照片）以及对该外观设计的简要说明。

　　如何撰写合格的申请文件，将在"专利申请的资料准备"一节中进行介绍。

　　有的申请人会将自己的专利申请事宜委托给专利代理机构代办，就像我们买房子时会通过房屋中介进行房屋买卖事宜委托代办一样。委托了专利代理机构的，上述申请文件将由专利代理机构的专利代理师进行撰写，但申请人（或发明人）需要提前与专利代理师进行技术沟通，以使专利代理师充分理解科技创新的发明构思，并恰当、准确地转化为国家知识产权局专利局规定的申请文件。

　　为利于申请人（或发明人）与专利代理师之间的技术沟通交流，专利代理机构通常会要求申请人将其科技创新想法以书面形式提交给专利代理师，就是我们通常所说的技术交底书。技术交底书的组成部分以及行文要求没有具体规定，各个专利代理机构要求不同，甚至可能没有要求。因为要借他人之手将自己的科技创新想法首次转化为专利申请文件，为保证对发明构思进行客观、准确的表达，申请人（或发明人）应与专利代理师进行多次充分的沟通，并对最终成稿进行认真审核，以切实保证申请文件能够准确、全面地表达申请人（或发明人）的科技创新想法，避免日后因申请文件的撰写瑕疵而导致申请人（或发明人）利益受损。

申请文件的准备时间主要受申请人（或发明人）科技创新想法的完善度、申请人（或发明人）以及专利代理师的撰写能力、与专利代理师的沟通次数和效率等因素影响，以数周至数月不等。

2. 专利申请受理阶段

申请文件准备妥当之后，申请人或被委托的专利代理机构就可以择机将其申请文件递交至国家知识产权局专利局。就像患者到了医院需要在挂号之后才能获得看病资格一样，只有当申请文件被递交到国家知识产权局专利局且受理成功之后，才能正式进入后续的专利申请审批程序。

目前申请文件的受理方式有以下几种。

（1）面交受理。

将申请文件以纸件形式直接递交至国家知识产权局专利局的受理处或国家知识产权局专利局下设的地方代办处。

一旦申请文件经审查符合受理条件，受理程序即被启动，可当场办理受理手续，手续合格即发放专利申请受理通知书，并确定申请日和申请号，申请日即为受理合格的当天日期，申请号为国家知识产权局专利局给予专利申请的唯一数字标识，申请日和申请号均记录在受理通知书中。

对于面交受理的专利申请，其受理阶段当天即可完成。

（2）邮寄受理。

将申请文件通过邮局邮寄到国家知识产权局专利局的受理处或国家知识产权局专利局下设的地方代办处，其邮寄方式包括"挂号信件""邮局特快专递"两种方式。也可以通过快递公司递交。经审查符合受理条件的，国家知识产权局专利局的受理处或国家知识产权局专利局下设的地方代办处发放受理通知书，并确定申请日和申请号，申请日和申请号均记录在受理通知书中。

需要注意通过邮局邮寄和通过快递公司递交这两种方式在确定申请日时的区别。通过邮局邮寄的专利申请，在其申请文件受理合格后，以邮局的邮戳日为其申请日；通过快递公司递交的专利申请，在其申请文件受理合格后，以国家知识产权局专利局的受理处或国家知识产权局专利局下设的地方代办处实际收到日为其申请日。

可以打个比方，由不同申请人或专利代理机构在同一天邮寄出的专利申请文件，即使通过邮局邮寄的申请文件晚于通过快递公司递交的申请文件到达国家知识产权局专利局的受理处或国家知识产权局专利局下设的地方代办处，但只要申请文件受理合格，通过邮局邮寄其申请文件的专利申请的申请日（为其邮戳日）将早于通过快递公司递交其申请文件的专利申请的申请日（为其实际收到日），特别对于偏远地区，以上两种方式可能相差数天。

对于受理合格的申请，国家知识产权局专利局的受理处或国家知识产权局专利局下设的地方代办处将以邮局挂号信的方式发放受理通知书，其上会明确记录该申请的申请日和申请号。

由于是通过邮路递交，因而考虑邮路时间，专利申请受理阶段通常需要 1 个月左右。

（3）电子申请受理。

登录国家知识产权局专利业务办理系统（https：//cponline. cnipa. gov. cn/）在线提交申请文件，申请文件提交成功后，可自动收到反馈回执。除办理业务的基本记录信息以外，反馈回执上也会明确记录专利申请号。除反馈回执以外，专利业务办理系统也会在申请当日发放专利申请受理通知书，其上会明确记录该申请的申请日和申请号，申请人可以在客户端下载。

无论是与前面已经介绍过的申请文件准备阶段相比，还是与以下即将介绍的其他阶段相比，专利申请受理阶段的时间消耗是最短的（例如，"面交受理"和"电子申请受理"当天即可完成），并且涉及的事务工作也是最为简单的（仅提交申请材料），但却不能据此认为这个阶段是无足轻重的。恰恰相反，专利申请受理阶段在整个审批程序中占有很重要的地位，专利申请受理阶段所代表的意义是无法用其消耗的时间以及涉及的事务工作量来衡量的。

那么，究竟是何原因使得专利申请受理阶段占据如此重要的地位以及具有如此"非凡"的意义呢？

大家有没有发现，在介绍专利申请受理阶段的三种申请文件受理方式时，都不约而同地提到了"申请号"的概念。

在整个专利申请审批程序中，在专利申请受理阶段提交申请文件是一个十分重要的程序节点。就像在挂号窗口挂号成功之后会获得一个挂号号码且需凭号看病，提交申请文件且受理合格之后，申请人也会获得一个独一无二的申请号。

申请号是当专利申请文件递交到国家知识产权局专利局的受理处或国家知识产权局专利局下设的地方代办处并被成功受理时，所被赋予的序列代码。

申请号跟挂号号码并不完全相同，挂号号码仅限于看病当天使用，今天你是2号，但明天的2号就是别人了，且挂号号码也仅用于按序看病，患者的化验单、影像学检查单、取药单等都还各自生成单独的号码。但申请号是将伴随专利申请终身的，一件专利申请对应唯一一个申请号。从这个角度讲，申请号更像专利申请的身份证号码，用于辨识每件专利申请；就像通过身份证号码能够知晓持有人的出生地、年龄以及性别等，从申请号中也能够知晓专利申请的诸多信息。

申请号由12位数字和1位校验位组成，例如，202310000001.1、202320000132.X、202330000100.3、202380000101.4。

其中，第一至第四位数字代表申请所发生的年份；第五位数字代表申请类型，1代表发明专利申请，2代表实用新型专利申请，3代表外观设计专利申请，8代表进入中国国家阶段的PCT国际申请；第六至第十二位数字代表该申请在当年的流水排序；第十三位数字为校验位。

所以当我们看到一个申请号时，能够准确获知该申请的申请年份和申请类型。例如上述四个示例的申请号，"202310000001.1"代表 2023 年的发明专利申请，其流水排序在当年为 1；"202320000132.X"代表 2023 年的实用新型专利申请，其流水排序在当年为 132；"202330000100.3"代表 2023年的外观设计专利申请，其流水排序在当年为 100；"202380000101.4"代表2023 年进入中国国家阶段的 PCT 国际申请，其流水排序在当年为 101。

可见，在专利受理阶段，一件专利申请被赋予了申请日和申请号。对于申请号而言，它是专利申请的唯一身份识别代码，证明了这件专利申请的客观存在。对于申请日而言，不论发明人多早开始筹划一件专利申请，也无论这件专利申请耗费多长时间形成，只有申请日才是这件专利申请被法律所认可的诞生日。

3. 初步审查公布阶段

专利申请受理阶段之后，专利申请即进入初步审查和公布阶段。由该阶段的名称不难发现，其实际包括"初步审查"工作和"公布"工作。

"初步审查"是对在专利申请受理阶段，经审查符合受理条件的专利申请文件以及其他手续文件的进一步流程处理，包括形式问题审查和部分明显实质性缺陷审查，主要涉及保密审查、分类审查、申请文件完整性审查、手续文件完备性审查，以及发明创造明显违反法律、社会公德和妨碍公共利益、公共秩序等明显实质性缺陷审查。

保密审查：是指审查专利申请内容是否涉及国家安全或者国家重大利益，从而确定其是否属于保密申请，保密申请按照保密审查程序处理，非保密申请按照一般专利申请进行管理、审查。

分类审查：是指国家知识产权局专利局采用 IPC 分类号（具体将在第四章中介绍）对专利申请进行技术分类。专利申请文件属于技术文献，将其按照 IPC 分类号分类之后，将在后续的实质审查阶段分配给同一技术领域的实质审查员进行实质审查。另外，对专利申请进行技术分类，便于社会公众在专利申请文件公开之后进行查阅。

申请文件完整性审查：主要是对申请文件的审查，即审查其是否完整地包括权利要求书、说明书、说明书附图、摘要以及摘要附图。其中，权利要求书和说明书是申请文件必须具备的重要组成部分；说明书附图根据申请文件实际情况提交；对于有说明书附图的，通常应当提交或指明说明书附图中最具代表性的一幅附图作为摘要附图，对于未提交也未指定的，将在授权阶段告知申请人重新提交，或由审查员依职权从多幅说明书附图中指定最具代表性的一幅附图作为摘要附图并书面告知申请人；对于摘要，通常情况下应当提交，对于未提交摘要的专利申请，将在授权阶段告知申请人重新提交或由审查员依职权代为撰写并书面告知申请人。

手续文件完备性审查：主要是对申请文件以外的其他手续文件的审查，例如包括是否提交专利请求书、专利代理委托书等手续文件，以及其中的著录项目信息是否填写正确。

明显实质性缺陷审查：主要审查发明创造是否明显违反法律、社会公德和妨碍公共利益、公共秩序等。

初步审查工作是细致而烦琐的，一般需要 2 ~ 3 个月的时间，但由于在初步审查阶段，可能针对专利申请的不同缺陷而相应地发放通知书并等待申请人答复通知书或进行程序补正，因而初步审查阶段实际花费的时间可能达到 6 ~ 8 个月，甚至更长。

初步审查工作是专利申请公布之前的重要前提步骤，只有初步审查合格之后，才能够进入公布阶段。

根据《专利法》第三十四条的规定，经初步审查认为符合要求的专利申请，自申请日起满十八个月，即行公布。也就是说，满足专利申请公布的两个条件：其一是初步审查合格，其二是自申请日起满十八个月。我们从中不难推算出，如果在申请日起的十八个月内完成了初步审查即初步审查合格，专利申请将在自申请日起算的第十九个月被公布，但如果在申请日起的十八个月内都没有完成初步审查，该阶段花费的时间会更长。

十八个月是很长的时间，但实际上，申请人可以向国家知识产权局专利局提出提前公开的请求，通过请求早日公布其申请，从而大大缩短在公布阶段的等待时间（具体将在后续内容中阐述）。

在初步审查公布阶段需要注意的是，在该阶段可能会收到国家知识产权局专利局针对专利申请的不同缺陷而相应发放的通知书，通知书上均注明了要求答复的期限，申请人不仅要关注通知书中指出的缺陷，还需要同时留意答复期限，并在规定期限之内进行答复或进行程序补正，避免因为未在规定期限之内答复而导致申请被驳回或视为撤回。

4. 实质审查阶段

实质审查阶段是特别针对发明专利申请的一个审查阶段。

前文已经提到，对于实用新型专利申请和外观设计专利申请，由于不对其进行实质审查，因而仅需经过申请文件准备阶段、专利申请受理阶段、初步审查公布阶段这三个阶段。也就是说，当顺利经过上述三个阶段之后，实用新型专利申请和外观设计专利申请即进入授权节点，经办理登记手续之后，就可获得专利授权证书。

但对于发明专利申请而言，除以上三个阶段，还需经过实质审查阶段，当顺利经过这四个阶段之后，方才进入授权节点。这就解释了，为什么实用新型专利申请和外观设计专利申请的审批时间往往短于发明专利申请的审批时间。

虽然初步审查公布阶段之后即是实质审查阶段，但实际上，发明专利申请经过初步审查公布阶段之后，通常并不能立即开始实质审查。这就像患者去医院看病，虽然已经拿着挂号条在报到机上进行了报到（已顺利经过初步审查公布阶段），但患者的名字并不一定会马上显示在候诊屏幕上并被医生叫到（不会马上开始实质审查）。候诊时间不仅与我们报到（进入实质审查阶段）的时间有关，还取决于排在我们前面的、同样已经报到的其他患者的数量。如果排在我们前面的、同样已经报到的其他患者的数量较少，那么我们就会很快被医生叫到，但如果排在我们前面的、同样已经报到的其他患者的数量较多，我们就需要按序等待。实质审查亦是如此，发明专利申请在初步审查公布阶段之后，需要按序排队等待实审提案，之后才能真正开始实质审查。

当专利申请被提案且开始实质审查后，实质审查阶段的审查员会经过理解发明、检索以及实质缺陷评判等审查步骤对专利申请的授权前景进行审查。这好比当患者进入医生诊室以后，医生需经问诊、触诊、开单化验、返回检验结果等诊疗步骤之后，才能给出疾病的诊断结论。实质审查亦是如此，通常情况下，实质审查阶段的审查员根据理解发明、检索以及实质缺陷评判的初步结论而发送一至两次审查意见通知书。申请人需根据审查意见通知书中的审查意见修改申请文件或陈述意见。实质审查阶段的审查员根据申请文件、申请人提交的修改文本以及陈述意见综合判断专利申请的授权前景，并据此做出授予专利权、驳回决定或视为撤回等不同的审查结论。

由于需经过等待实审提案的阶段以及审查意见通知书往来阶段，因此，发明专利的审查周期往往较长。一项实用新型专利申请和外观设计专利申请从申请至授权需要 8～10 个月，而一项发明专利申请由于需经过实质审查阶段，总计需要 1～2 年。

5. 后流程阶段

后流程阶段是申请人或社会公众（一般是利益相关人）因其主观需求并主动向国家知识产权局专利局下设的复审和无效审理部提出请求，才会启动进入的阶段。后流程阶段并不是专利审批程序的必需步骤，也并非申请人申请专利时的必需步骤。

实际上，后流程阶段是为审理结束案件所提供的一种司法救济手段。例如，发明专利申请或实用新型专利申请被驳回后，如果申请人不服驳回决定，可以向国家知识产权局专利局下设的复审和无效审理部提出复审请求，手续合格后，由国家知识产权局专利局成立复审合议组，以申请人复审阶段提交的修改文本（如果有）以及陈述意见为依据，结合驳回决定中的理由和证据，而独立地对驳回决定重新做出客观、公正的评判。这实际上很像医患双方发生医疗纠纷之后，申请由卫生主管部门调解。

除了申请人可以对被驳回的专利申请向复审和无效审理部提出复审请求，在后流程阶段，任何社会公众（一般是利益相关人）都可以向复审和无效审理部对已授权的专利提出无效请求，即请求裁定已被授予的专利权无效。这种情形多见于发生侵权诉讼的情况下，被控侵权的一方通常都会向复审和无效审理部提出无效请求，试图"无效掉"涉案的授权专利，从而解除侵权风险。

通常情况下，后流程阶段一般需要 1~2 年的时间审理完结。

如何缩短专利申请的审批时间

专利申请的审批过程除了正常所需的审查周期（如发明专利的公布阶段的时间要求、申请人通知书的答复期限要求等），还不可避免地存在一定的时间耗损。但就像挤海绵一样，如果申请人充分了解并运用审查政策，能够积极主动地配合审查，那么审查时间是能够被大大缩短的。我们就遇到过这样的情形，某医院提交了一个实用新型专利申请，从提交申请到获得授权仅仅用了 8 天的时间，其必然是充分利用了有效的审查政策。

如果不了解审查政策、审查要求，往往会导致申请人虽然急于获得授权，但却找不到缩短专利申请审批时间的途径。以下将梳理有助于申请人缩短专利申请审批时间的几种情形和途径。

1. 优先审查

优先审查是为申请人提供的快速审查通道。经由国务院相关部门及省级知识产权局推荐，可申请优先审查。

对于提出优先审查请求并获准同意进行优先审查的申请或者案件，自国家知识产权局同意优先审查之日起，发明专利申请在 45 日内发出第一次审查意见通知书，并在一年内结案；实用新型和外观设计专利申请在 2 个月内结案；专利复审案件在 7 个月内结案；发明和实用新型专利无效宣告案件在 5 个月内结案，外观设计专利无效宣告案件在 4 个月内结案。这大大缩短了专利审批时间。

国家知识产权局颁布了《专利优先审查管理办法》，其中规定了适用于该办法的专利申请或者案件以及优先审查的适用情形。

适用于优先审查的专利申请或者案件类型包括：

（1）实质审查阶段的发明专利申请。

（2）实用新型和外观设计专利申请。

（3）发明、实用新型和外观设计专利申请的复审。

（4）发明、实用新型和外观设计专利的无效宣告。

适用于优先审查的专利申请或者专利复审案件情形包括：

（1）涉及节能环保、新一代信息技术、生物、高端装备制造、新能源、新材料、新能源汽车和智能制造等国家重点发展产业。

（2）涉及各省级和设区的市级人民政府重点鼓励的产业。

（3）涉及互联网、大数据、云计算等领域且技术或者产品更新速度快。

（4）专利申请人或者复审请求人已经做好实施准备或者已经开始实施，或者有证据证明他人正在实施其发明创造。

（5）就相同主题首次在中国提出专利申请又向其他国家或者地区提出申请的该中国首次申请。

（6）其他对国家利益或者公共利益具有重大意义需要优先审查。

适用于优先审查的无效宣告案件情形包括：

（1）针对无效宣告案件涉及的专利发生侵权纠纷，当事人已请求地方知识产权局处理、向人民法院起诉或者请求仲裁调解组织仲裁调解。

（2）无效宣告案件涉及的专利对国家利益或者公共利益具有重大意义。

另外还需注意以下几点。

（1）对于请求优先审查的专利申请以及专利复审案件，要求应当采用电子申请方式。因而，对于以纸件申请形式提交的这类案件，需首先向国家知识产权局专利局提交纸件申请转电子申请的请求，并在成功转为电子申请之后，再提交优先审查请求。

对于无效宣告案件，则没有申请方式的限制，考虑到纸质文件会涉及较长的数据采集和代码化周期，建议无效宣告案件当事人采用电子请求方式以加快案件审查流程。

（2）对于专利申请、专利复审案件提出优先审查请求，当申请人为多个时，应当经全体申请人或者全体复审请求人同意；对于无效宣告案件提出优先审查请求，当专利权人为多个时，应当经全体专利权人同意。

（3）提出优先审查请求的时机：对于发明专利申请人请求优先审查的，应当在提出实质审查请求、缴纳相应费用后具备开始实质审查的条件时提出；对于实用新型专利、外观设计专利申请人请求优先审查的，应当在申请人完成专利申请费缴纳后提出；对于专利复审和无效宣告案件，在缴纳专利复审或无效宣告请求费后至案件结案前，都可以提出优先审查请求。

（4）答复审查意见通知书的期限要求：申请人答复发明专利审查意见通知书的期限为通知书发文日起2个月，申请人答复实用新型专利和外观设计专利审查意见通知书的期限为通知书发文日起15日。"发文日"即通知书上注明的发文日期。

请求优先审查的专利复审案件和无效宣告案件的通知书答复期限与普通案件相同。

（5）优先审查程序会被停止，按普通程序处理的情形如下。

1）优先审查请求获得同意后，申请人根据《中华人民共和国专利法实施细则》（以下简称《专利法实施细则》）第五十一条第一、二款对申请文件提出修改。

《专利法实施细则》第五十一条第一、二款规定：

发明专利申请人在提出实质审查请求时以及在收到国务院专利行政部门发出的发明专利申请进入实质审查阶段通知书之日起的3个月内，可以对发明专利申请主动提出修改。

实用新型或者外观设计专利申请人自申请日起2个月内，可以对实用新型或者外观设计专利申请主动提出修改。

2）申请人答复期限超过《专利优先审查管理办法》第十一条规定的

期限。

《专利优先审查管理办法》第十一条规定：

对于优先审查的专利申请，申请人应当尽快作出答复或者补正。申请人答复发明专利审查意见通知书的期限为通知书发文日起两个月，申请人答复实用新型和外观设计专利审查意见通知书的期限为通知书发文日起十五日。

3）申请人提交虚假材料。

4）在审查过程中发现为非正常专利申请。

5）复审案件的复审请求人延期答复。

6）无效宣告案件的优先审查请求获得同意后，无效宣告请求人补充证据和理由。

7）无效宣告案件的优先审查请求获得同意后，专利权人以删除以外的方式修改权利要求书。

8）专利复审或者无效宣告程序被中止。

9）复审案件或者无效宣告案件审理依赖于其他案件的审查结论。

10）疑难案件，并经复审和无效审理部主任批准。

优先审查是对申请人的利好消息，但也对享受优先审查所带来的优先审查便利的申请人提出了诸多要求，例如申请涉及的技术领域、申请类型、提出优先审查的时机以及答复通知书的期限等。这些要求是对申请人申请行为的规范，其目的是维护优先审查的公正性、持续性及有效性。

2. 快速预审

除了优先审查，符合要求的申请人还可以向所在地的知识产权保护中心（如有）提出快速预审服务请求并备案资格，以开通快速预审服务通道。

知识产权保护中心围绕产业优化选择，开展专利快速预审等工作。专利申请预审是申请人向国家知识产权局专利局提交正式专利申请前的预先审查，经预审合格的专利申请可进入国家知识产权局专利局快速审查通道，大幅缩短专利申请审查周期。

博奥生物集团有限公司提交的发明专利申请"检测6项呼吸道病毒的

引物探针组合、试剂盒及应用", 申请号为 CN202010173666.2, 一周时间研发成功, 一个月时间完成全部快速预审申报流程, 2020 年 3 月 13 日提交国家知识产权局专利局, 2020 年 5 月 9 日被授予专利权。从研发直至发明专利授权仅用时不到 4 个月。

那么同样是为了缩短审查周期, 优先审查和快速预审之间存在何种区别呢?

前面介绍的优先审查途径是面向全部申请人的, 只要其符合《专利优先审查管理办法》的规定, 均可以提出优先审查请求。快速预审则需先递交到地方知识产权保护中心, 预审通过后再递交国家知识产权局专利局, 需要符合对应的地方知识产权保护中心的要求, 主要涉及对申请所属技术领域的限制。由于各地方科技、经济发展水平不同, 为鼓励和扶持当地科技新兴产业, 各地方保护中心规定的可以进入快速预审服务通道的技术分类不同, 具体可详询当地的知识产权保护中心。

我国设立的全部知识产权保护中心的分布情况, 可通过国家知识产权局官方网站（https://www.cnipa.gov.cn/）进入公共服务板块进行查询, 其上记载了全部知识产权保护中心的联系方式和地址。

快速预审时需注意以下方面。

(1) 企事业单位需提前在知识产权保护中心备案登记, 只有备案登记审核通过之后, 才能提出快速预审请求。

(2) 无非正常专利申请、故意侵犯他人知识产权等不良记录。

(3) 不得提交快速预审的情形:

1) 按照 PCT 提出的国际专利申请。

2) 进入中国国家阶段的 PCT 国际专利申请。

3) 同一申请人同日对同样的发明创造所申请的实用新型专利和发明专利。

4) 根据《专利法实施细则》第七条第一款所规定的需要进行保密审查的申请。

《专利法实施细则》第七条第一款规定:

专利申请涉及国防利益需要保密的，由国防专利机构受理并进行审查；国务院专利行政部门受理的专利申请涉及国防利益需要保密的，应当及时移交国防专利机构进行审查。经国防专利机构审查没有发现驳回理由的，由国务院专利行政部门作出授予国防专利权的决定。

5）分案申请。

6）多件专利申请预审案件的发明创造内容明显相同或者实质上由不同发明创造特征或要素简单组合变化而成。

7）存在编造、伪造或变造发明创造内容、实验数据或技术效果，或者抄袭、简单替换、拼凑现有技术或现有设计等类似情况。

8）与申请人实际经营范围、研发能力及资源条件明显不符。

9）发明创造内容主要利用计算机程序或者其他技术随机生成。

10）发明创造内容明显不符合技术改进或设计常理，或者无实际保护价值的变劣、堆砌、非必要缩限保护范围的发明创造，或者无任何检索和审查意义。

虽然，优先审查和快速预审能够大幅缩短专利申请审查周期，利于尽早、及时实现知识产权保护，但由于对申请及专利答复的期限、修改方式等具有限制，因而申请人或专利权人应当权衡利弊，理性而恰当地在常规审查途径、优先审查途径以及快速预审途径中做出选择。

3. 其他影响因素

除了利用上述两种加快审查的途径，实际中对于常规审查途径，仍然能够寻找到小窍门以加快审查流程。

（1）纸件申请 VS 电子申请。

目前的专利申请分为纸件申请和电子申请两类。纸件申请是申请人通过面交或寄交的方式直接采用纸件形式提交其专利申请。电子申请则是由申请人或专利代理机构事先注册电子申请用户，并通过电子系统在线客户端提出请求。电子申请由于不受邮路影响，也无需国家知识产权局专利局将纸件申请电子化的数据导入步骤，并且专利申请审批过程中的全部文件均以电子形式收发，因此，电子申请的处理速度必然快于纸件申请的处理速度。这也是优先审查和快速预审均要求采用电子申请的原因。

（2）实质审查请求。

实质审查阶段是针对发明专利申请所特有的审批程序，这个阶段的存在也是导致发明专利申请的审查周期较长且往往长于实用新型专利申请的审查周期的重要原因。因此，越早进入实质审查阶段，对于发明专利缩短审查周期越有利。虽然实质审查阶段是发明专利申请的必需审批阶段，但其启动却不是自动和必需的。

《专利法》第三十五条规定：

发明专利申请自申请日起三年内，国务院专利行政部门可以根据申请人随时提出的请求，对其申请进行实质审查；申请人无正当理由逾期不请求实质审查的，该申请即被视为撤回。

国务院专利行政部门认为必要的时候，可以自行对发明专利申请进行实质审查。

也就是说，根据前文介绍审批流程时指出的，实质审查阶段需在专利申请受理阶段以及初步审查公布阶段完成之后才能够启动，但即使该在前的两个阶段已经完成，申请的审批流程并不会自动进入实质审查阶段，需要申请人向国务院专利行政部门提出实质审查请求，该申请才能够进入等待实质审查队列，等待系统分配。如果申请人自发明专利申请的申请日起三年内都没有主动提出实质审查请求，该申请将于满三年期限之后被视为撤回，即结束专利申请审批程序。

因此，为了尽早进入实质审查程序，保证审批程序正常流转，申请人应主动向国务院专利行政部门提出实质审查请求。根据《专利法》第三十五条的规定不难发现，申请人最早可以在申请日当天提交专利申请资料时一并提交实质审查申请请求书。

（3）请求提前公布。

《专利法实施细则》第四十六条规定：

申请人请求早日公布其发明专利申请的，应当向国务院专利行政部门声明。国务院专利行政部门对该申请进行初步审查后，除予以驳回的外，应当立即将申请予以公布。

该条款是指审批流程中的初步审查公布阶段。该阶段中，当发明专利申请自申请日起满十八个月，即行公布。由于只有在进入公布阶段面向公众公开之后，发明专利申请才能够进入下一个审查审批环节，即实质审查阶段，因此，如果能够缩短初步审查公布阶段的时间，必然能够缩短审查周期，提高效率。

根据《专利法实施细则》第四十六条的规定可知，申请人可以向国家知识产权局专利局提出早日公布其发明专利申请的请求，从而缩短初步审查公布阶段的等待时间。

（4）按期及时答复通知书。

在初步审查程序、实质审查程序、复审和无效程序中，申请人往往会收到不同的审查意见通知书，通知书的内容往往是针对申请中的流程问题、法律问题以及技术问题等，通知申请人补正流程、修改相应的缺陷或陈述意见等。针对这些审查意见通知书，应注意其中规定的答复期限，申请人应在收到通知书后尽快针对通知书中的相关意见进行补正、修改或澄清，提高流程运转效率，避免超期。

（5）电话沟通、会晤。

申请人与审查员之间主要通过审查意见通知书这一书面方式进行沟通交流。但为深入了解发明创造本质，并使申请人充分理解审查意见通知书的真实意思表达，有时审查员也会采用电话沟通或会晤这些更加直接的方式与申请人沟通，使申请人和审查员双方的沟通交流更加直接、准确、深入。

实际上，申请人除了书面答复审查意见通知书，也可以主动采用电话沟通或会晤的方式直接与审查员沟通。在审查意见通知书中均附有审查员的电话联系方式，申请人对于案件申请过程中的任何问题均可以通过电话沟通方式与审查员交流，必要时，可在电话沟通时进一步向审查员提出会晤请求。

电话沟通或会晤的沟通方式在实质审查阶段尤显重要。在实质审查阶段，审查员主要依据申请文件审查发明创造的技术方案是否符合专利法及其实施细则的有关规定。受限于书面撰写表达的局限性，申请文件中的文字记载有时无法完整、清楚地描述发明创造的技术实质，这时候如果能够通过电话沟通或会晤的方式进行更加充分、深入的交流，无疑对正确评价发明创造的授权前景是大有裨益的，甚至能够减少发出审查意见通知书的次数，从而缩短实质审查阶段所耗费的时间。

电话沟通和会晤均是与审查员沟通的有益补充手段。但不能认为，与审查员进行了电话沟通和会晤就是对审查意见通知书进行了答复，在电话沟通和会晤之后，申请人仍需提交意见陈述书，必要时，还需提交申请文件的修改文本。

专利申请中的重要时间节点

专利申请的审批过程按部就班进行，需经数月或数年。在这一过程中，有以下三个重要时间节点应当引起关注。

1. 申请日

在介绍专利申请受理阶段时，除了"申请号"（我们曾将其类比于挂号号码）这一概念，出现最多的还有另一个概念，即"申请日"。

申请日是从专利申请文件递交到国务院专利行政部门之日算起。如果申请文件是通过邮局邮寄的，以寄出的邮戳日为申请日。

在专利申请受理阶段，申请受理成功的当天作为一个重要时间节点，被赋予了重要的法律意义，即"申请日"。申请日就如同生日，是每一项技术创新被以专利申请文件形式记录并存在的日子。

为促进科学技术发展，当一项技术创新被授予专利权之后，针对该技术创新，申请人也就拥有了独占性和排他性，也就是说，除申请人以外或未经申请人许可，他人不能擅自使用该技术。但法律赋予申请人的独占性和排他性权利是有时效性的。发明专利权的保护期限是 20 年，实用新型专利权的保护期限是 10 年，外观设计专利权的保护期限是 15 年，以上保护期限都从申请日开始算起。过了保护期限以后，技术创新可被社会公众无偿使用。也就是说，当发明创造被授予专利权之后，申请人对其权利的行使起始日是从申请日那天开始的。

我国的专利制度是在先申请制，即相同的发明创造的专利权授予最先申请的人。判断谁先谁后的标准即是申请日。对于科技创新而言，由于科技创新是具有竞争性的，竞争来自国内同行业者和国外企业，如果能够早日申请专利，那么必将在未来专利权授权时占得先机，如果申请得晚，辛苦付出的发明创造可能会失之交臂，被他人持有，导致在技术创新、商业竞争中受制于人。

实际上，即便一件申请被授予专利权，占得先机，也并不代表申请人可以高枕无忧，这里就要讲到关注"申请日"的多个重要原因。

其一，在专利授权之后，欣喜之余，申请人应在专利保护期限之内尽早实现专利技术转化，充分利用法律所赋予的保护期限内的技术独占性和排他性，避免导致"新技术"被迫"过时"。

其二，虽然法律赋予了申请人独占性和排他性权利，他人不能随意使用该专利技术，但专利授权之后，该专利技术即为公众所知，这是"公开换保护"原则所要求的，即只有公开其技术，才可能相应地在专利保护期限之内获得该技术的专利权，这也是专利权与商业秘密的最大区别。也就是说，尽管申请人具有该技术的专利权，但由于该技术已被公开，虽然社会公众、竞争对手不能随意使用该专利技术，但却能够基于该专利技术进一步研发新技术或有针对性地进行专利布局。因此，随着社会进步以及科技创新的快速发展，面对激烈的竞争环境，申请人不应满足于一件专利在手，而应在专利保护期限内，积极进行专利的深入挖掘、技术再创新和专利布局，将优势扩大。应避免一件专利授权之后被置之高阁，待想起之日为时已晚，相关联技术已被他人占有。

其三，对于发明专利申请，在其审查过程中，有一个十分重要的概念，即现有技术。通俗地讲，现有技术用于衡量所申请的发明创造是否具有专利法对其所要求的创新高度，申请日是确定现有技术的时间起点，申请日不同，现有技术所囊括的范围就不同，则对一项发明创造创新高度及难易程度的判断结论就可能不同，从而会最终影响该发明创造的授权前景。具体内容将在本章"专利申请的技术准备"一节中进行更为详细的介绍。

2. 公开日

对于发明专利申请而言，经初步审查合格之后，满十八个月（甚至更短时间）即行公布，公布当天称为发明专利申请的"公开日"。在公开日之前，发明专利申请的技术内容是无法为公众所知晓的，但在公开日之后，发明专利申请的全部技术内容都可以通过国家知识产权局网站以及其他网络资源进行查询，其目的是使得发明专利申请能够受到社会公众的监督，当社会公众认为该发明专利申请存在不应当被授予专利权的任何理由时，可以作为第三方向国家知识产权局专利局提出公众意见。

可见，当申请人基于专利布局、遏制竞争对手、占据技术优势之目的申请发明专利时，应当考量公开日这一重要的时间节点，统筹规划技术发展策略和相应的专利布局策略，在保障自己获得稳固的专利布局网的前提下，避免在没有做好申请谋划之前，技术过早地于公开日为公众（或竞争对手）获知，丧失技术优势。

3. 授权公告日

前面所说的公开日是针对发明专利申请而言的，只有发明专利申请才具有初步审查之后的公布阶段，即公开日，而实用新型专利申请和外观设计专利申请均不具有初步审查之后的公布阶段。

那么，实用新型专利申请和外观设计专利申请什么时候才能为社会公众所知呢？

对于符合专利法及其实施细则要求的实用新型专利申请以及外观设计专利申请，国家知识产权局专利局做出授予专利权的决定，发放专利证书，予以登记和公告。也就是说，对于实用新型专利申请和外观设计专利申请而言，只有其符合授权条件被授权之后，其全部技术内容方可向社会公众公告。授权公告日之后，社会公众可以通过国家知识产权局网站以及其他网络资源进行查询。

如果实用新型专利申请和外观设计专利申请初步审查不合格而被驳回或视为撤回，由于其不符合授权条件而不能授予专利权，因而也就不会被国家知识产权局专利局予以授权公告，也就不会为社会公众所知。

可见，能够被社会公众所查询到的实用新型专利申请和外观设计专利申请实际都是被授予了专利权的实用新型专利和外观设计专利。

同样地，对于发明专利申请而言，当其经过初步审查、公布、实质审查之后，符合授权条件而被授予专利权时，其会被再次公告，同时获得专利授权证书，此时，申请人才拥有了该技术的专利权。但要注意的是，对于发明专利而言，公开日被公开的技术方案是其原始提交的技术内容，尚未经社会公众质询，也未经过国家知识产权局专利局的实质审查，授权公告日公布的技术方案是经过社会公众质询以及国家知识产权局专利局的实质审查之后的技术方案，是已经克服其原有可能存在的不符合专利法及其实施细则相关规定的缺陷的技术方案，前后两次被公开（公布）的技术方案可能不同。

专利申请的费用准备

▶ 专利申请的必需费用

▶ 专利申请的可能费用

▶ 专利申请的费用减缴政策

除了专利申请的时间成本，大多数医生在申请专利时，比较关心的另一个重要因素是申请所需要的费用。实际上，我国专利申请的费用相对较低，远远低于美国、欧洲等发达国家和地区的专利申请费用。这是由我国为鼓励发明创造、推动发明创造的应用、提高创新能力、促进科学技术进步和经济社会发展的初心决定的。而且我国专利制度中一直都设有费用减缴政策，能够很大幅度地减免部分专利申请费用，保障每一位发明人的每一件发明创造不会因无法缴纳申请费用而被拒之门外，从而帮助发明人能够专心、顺利地从事发明创造。

《专利法实施细则》第九十三条规定：

向国务院专利行政部门申请专利和办理其他手续时，应当缴纳下列费用：

（一）申请费、申请附加费、公布印刷费、优先权要求费；

（二）发明专利申请实质审查费、复审费；

（三）专利登记费、公告印刷费、年费；

（四）恢复权利请求费、延长期限请求费；

（五）著录事项变更费、专利权评价报告请求费、无效宣告请求费。

前款所列各种费用的缴纳标准，由国务院价格管理部门、财政部门会同国务院专利行政部门规定。

《专利法实施细则》第九十三条规定了在专利审批程序中相关的缴纳费用，这是与专利审批程序中的不同审批流程和审批项目相关的。我们仍然与去医院看病进行类比。大家都知道，去医院看病，从挂号开始，不同科室会有不同诊断手段、检查要求，不同的诊断项目、检查项目均需要患者在缴费之后才能够获得相应的诊疗服务，相对于医院繁多的诊断项目和检查项目而言，专利审批中的审批流程和审批项目实际上要简单得多，由此发生的相关费用也都明确记载于《专利法实施细则》第九十三条之中。

《专利法实施细则》第九十三条中规定的费用，其中很多费用在一件常规的专利申请上往往也是涉及不到的，就像虽然医院设置了繁多的诊断项目和检查项目，但患者并非需要进行全部的诊断项目和检查项目，花费相应的费用，而是针对患者个体情况，选择必要的诊断项目和检查项目并缴纳相应的费用。

为了更加清楚明了地介绍我国的专利申请费用政策，以下将专利申请缴纳费用分为"专利申请的必需费用"和"专利申请的可能费用"两个方面进行分类介绍，最后还将详细介绍我国专利申请的费用减缴政策。

专利申请的必需费用

本小节对不同类型的专利申请，从申请之日起直至收到国家知识产权局专利局发放的办理登记手续通知书为止，该流程中所必须缴纳的费用情况进行说明。由于保护期限不同，外观设计专利申请比实用新型专利申请须多缴纳第 11~15 年的年费，其他费用均与实用新型专利申请相同。

从申请之日起直至收到国家知识产权局专利局发放的办理登记手续通知书为止，对于发明专利申请，申请人至少需要缴纳的费用包括：申请费、公布印刷费、实质审查费以及第一年度年费，共计 4350 元（未享受减缴政策）。对于实用新型专利申请/外观设计专利申请，申请人至少需要缴纳的费用包括：申请费以及第一年度年费，共计1100元（未享受减缴政策）。

其中，申请费是提出专利申请时需缴纳的费用，如同去医院就医首先需要收取挂号费。缴纳申请费既是要求申请人对其提出专利申请这一行为负责，避免浪费行政审批资源，同时也是对申请流程中所消耗的人力、物力成本的补偿。

公布印刷费是针对发明专利申请在前述专利申请审批程序的公布阶段而收取的制版等费用。

实质审查费是针对发明专利申请在前述专利申请审批程序的实质审查阶段而收取的费用。由于不对实用新型专利申请和外观设计专利申请进行实质审查，因而实用新型专利申请和外观设计专利申请不会产生实质审查费用。实质审查费用是针对发明专利申请的专项审查费用。

第一年度年费是为维持拟授权的专利申请自申请日起算的第一年度的专利权有效而需缴纳的费用。例如，一件通过地方知识产权保护中心预审通道提交的发明专利申请的申请日为2023年2月13日，2023年5月17日（自申请日2023年2月13日起算尚不满一年）收到国家知识产权局专利局发放的办理登记手续通知书，则为维持其专利权有效，申请人在办理授权登记手续的同时需缴纳第一年度年费。

但实际上，在前面介绍时间准备时曾提及，发明专利申请审理完结需2~3年，实用新型专利申请和外观设计专利申请审理完结需6~12个月。因而，对于通常的发明专利申请而言，当其收到国家知识产权局专利局发放的办理登记手续通知书时，实际自其申请日期已过去2~3年，为维持其专利权有效，申请人仍需缴纳相关年度年费。

专利申请的必需费用（未享受减缴政策）具体见表3-2。

表 3 - 2　专利申请的必需费用（未享受减缴政策）　　　（单位：元）

缴费项目	发明专利	实用新型专利/外观设计专利
申请费	900	500
公布印刷费	50	—
实质审查费	2500	—
第一年度年费	900	600
共计	4350	1100

　　发明专利的专利权有效期为 20 年，实用新型专利的专利权有效期为 10 年，外观设计专利的专利权有效期为 15 年，为维持专利权有效，申请人应当在有效期年限发生以前缴纳该年度年费。表 3 - 2 中仅包括了第一年度年费，这是因为，由于不同申请人申请专利的目的不同，有的是为了长期巩固维持其技术在该领域的独占性、排他性，有的是为了实现战略性专利布局，遏制竞争对手，另外，有的行业（如通信领域）技术更新迅速，甚至几个月就会发生技术更迭，因而一件专利申请授权之后，申请人可以根据各自不同的目的、需求而选择是否继续缴纳其他年度年费。所以上述专利申请的必需费用中未包括第二年度起的年费，而是将其裁量权交予申请人。

　　申请人必须通过缴纳年费的方式来维持其专利权有效，因此将各个年度年费的缴纳标准（未享受减缴政策）进行了整理，以供参考，具体见表 3 - 3 和表 3 - 4。

表 3 - 3　发明专利年费　　　　　　　　　（单位：元/年）

年　　　度	费用（未享受减缴政策）
第 1 ~ 3 年	900
第 4 ~ 6 年	1200
第 7 ~ 9 年	2000
第 10 ~ 12 年	4000
第 13 ~ 15 年	6000
第 16 ~ 20 年	8000

表 3-4 实用新型专利和外观设计专利年费 （单位：元/年）

年　　度	费用（未享受减缴政策）
第 1~3 年	600
第 4~5 年	900
第 6~8 年	1200
第 9~10 年	2000
第 11~15 年（仅涉及外观设计专利）	3000

专利申请的可能费用

这里的"专利申请的可能费用"是指，除上述专利申请的必需费用之外，《专利法实施细则》第九十三条中规定的其他缴纳费用。在专利申请审批过程中，这些"专利申请的可能费用"或涉及一些特殊情形下发生的审查项目费用，或是由于申请人在专利申请过程中的失误而发生的费用。

具体如下：

申请附加费是指当权利要求项数超过 10 项或者说明书页数超过 30 页时，另外的加收费用。

优先权要求费是指对要求享有在先申请优先权的专利申请所收取的费用。

复审费是指对提出复审请求的专利申请所收取的复审阶段审查费用，该费用发生在后流程阶段。

恢复权利请求费是申请人未按期限答复审查意见通知书而导致申请逾期视撤，之后在一定期限内提出恢复权利请求时所需缴纳的费用。

延长期限请求费是指申请人无法按期答复审查意见通知书而提出延长答复期限时所需缴纳的费用。

著录事项变更费是指当专利申请的著录项目发生变更时所需缴纳的费

用，例如包括但不限于更换代理机构、变更申请人、变更地址等。

专利权评价报告请求费是指由实用新型专利或外观设计专利的专利权人向国家知识产权局专利局提出专利权评价报告请求时所需缴纳的费用。

无效宣告请求费是指当任何单位或个人对某项已授权的发明专利、实用新型专利或外观设计专利提出无效宣告请求时所需缴纳的费用。

另外还有年费滞纳金，年费滞纳金是指专利权人因年费滞纳而需缴纳的补偿费用。

以上各项缴费明细见表 3 - 5。

表 3 - 5　专利申请的可能费用

缴费项目	收费标准
申请附加费	权利要求附加费从第 11 项起每项加收 150 元
	说明书附加费从第 31 页起每页加收 50 元
	说明书附加费从第 301 页起每页加收 100 元
优先权要求费	80 元/项
复审费	发明专利 1000 元
	实用新型专利/外观设计专利 300 元
恢复权利请求费	1000 元
延长期限请求费	第一次延长期限请求费 300 元/月
	再次延长期限请求费 2000 元/月
著录事项变更费	200 元
专利权评价报告请求费	2400 元
无效宣告请求费	发明专利权 3000 元
	实用新型专利权/外观设计专利权 1500 元
年费滞纳金	每超过规定的缴费时间 1 个月，加收当年全额年费的 5%

专利申请的费用减缴政策

为鼓励科技创新，促进发明创造，我国制定了专利申请的费用减缴政策，对经济困难的专利申请人或专利权人，由其提出申请并经批准之后，专利申请人或专利权人可享受相应的费用减缴政策，具体减缴办法由《专利收费减缴办法》规定。

《专利收费减缴办法》第六条 专利申请人或者专利权人请求减缴专利收费的，应当提交收费减缴请求书及相关证明材料。专利申请人或者专利权人通过专利事务服务系统提交专利收费减缴请求并经审核批准备案的，在一个自然年度内再次请求减缴专利收费，仅需提交收费减缴请求书，无需再提交相关证明材料。

但需要注意的是，前述《专利法实施细则》第九十三条规定的缴纳费用并不都可享受费用减缴政策，其中可享受费用减缴政策的费用包括：申请费、发明专利申请实质审查费、自授予专利权当年起十年内的年费以及复审费。

除对可享受减缴政策的费用项目做出限定以外，《专利收费减缴办法》第三条还对可享受减缴政策的主体资格做出限定：

专利申请人或者专利权人符合下列条件之一的，可以向国家知识产权局请求减缴收费：

（一）上年度月均收入低于5000元（年6万元）的个人；

（二）上年度企业应纳税所得额低于100万元的企业；

（三）事业单位、社会团体、非营利性科研机构。

两个或者两个以上的个人或者单位为共同专利申请人或者共有专利权人的，应当分别符合前款规定。

其中，医院、医学院、医疗研究所都属于上述第三类情形，符合减缴条件。

以前述专利申请的必需费用为例，未享受费用减缴政策之前，发明专利申请的原始缴费应为4350元，实用新型专利申请/外观设计专利申请的原始缴费应为1100元，经费用减缴之后，以上两项费用分别降低为695元和165元，具体见表3-6。

表 3 – 6　专利申请的减缴费用对比　　　　　　　　　　（单位：元）

缴费项目	发明专利		实用新型专利/外观设计专利	
	原始费用	减缴后费用	原始费用	减缴后费用
申请费	900	135（减缴比例85%）	500	75（减缴比例85%）
公布印刷费	50	50	—	—
实质审查费	2500	375（减缴比例85%）	—	—
第一年度年费	900	135（减缴比例85%）	600	90（减缴比例85%）
共计	4350	695	1100	165

注：对于符合减缴政策的主体，费用减缴比例为85%，但对于"两个或者两个以上的个人或者单位为共同专利申请人或者共有专利权人的"情形，减缴比例为70%。

　　可见，申请人在申请专利过程中实际的费用并不多，这就使得申请人能够用更多的准备时间，将科技创新能力用于专利申请的资料准备和技术准备。

　　实际上，在本章所介绍的四个准备要素中，资料准备以及技术准备相较于时间准备和费用准备更重要，技术准备代表了申请人的科技创新实质，而资料准备是对该科技创新实质的形式表达。专利审批过程是由审查员依据申请人提交的申请资料，对其科技创新实质进行审查，资料和技术准备的完备程度以及质量将影响一件专利申请的审批走向，由于资料准备不完善、技术准备不准确和不全面而导致的专利申请被驳回的情形屡见不鲜。以下将着重从专利申请的资料准备和技术准备详加介绍，期望能够帮助申请人提升专利申请的准备能力，提高申请质量。

专利申请的资料准备

▶ 技术交底书的撰写要求

▶ 申请文件的撰写要求

前面已经介绍过，申请人将其发明创造申请专利时，需向国家知识产权局专利局提交申请文件，审查员在实质审查阶段针对该申请文件进行审查。一份合格的申请文件，应当能够清楚、完整、准确地表达发明创造的技术创新构思，不够清楚、完整、准确的申请文件势必不能表达发明创造的创新价值，这将影响发明创造获得合理范围的专利权，甚至将导致专利申请被国家知识产权局专利局驳回。因此，就对专利申请准备阶段的资料准备步骤提出了较高的要求。

专利申请的资料准备实际可分为两种情形：一是申请人自己准备全部申请文件；二是申请人将专利申请事务委托给专利代理机构，申请人撰写技术交底书交给专利代理机构，由专利代理机构根据技术交底书撰写申请文件。

本部分将从技术交底书的撰写要求和申请文件的撰写要求两个方面分别进行介绍。

技术交底书的撰写要求

技术交底书是申请人交给专利代理机构，用于与专利代理师交流明确技术内容，以便专利代理师据此将其撰写为符合国家知识产权局专利局提交要求的专利申请文件。从技术交底书的撰写形式来说，不同的专利代理机构对技术交底书的要求不同，有的专利代理机构有专门的技术交底书格式，申请人根据其对格式、内容的要求撰写即可，有的专利代理机构不提供技术交底书格式，申请人用于科技创新的草稿、草图都可以被用作与专利代理师沟通的"技术交底书"。

从技术交底书的撰写内容来说，由于专利代理机构的不同，技术交底书的撰写形式是不拘一格、千变万化的，撰写格式的不同，必然导致撰写内容也无所依从，这也是目前的业内现状。这看似给申请人提供了更大的自由撰写空间，但实际上，却对申请人的撰写能力提出了很高的要求，因为申请人必须能够在洋洋洒洒的行文中将其发明创造描述清楚，才能够帮助专利代理师将其转写为一份既符合国家知识产权局专利局提交要求，又抓住发明精髓的专利申请文件。

但设身处地想一想，如果文章写得天马行空，再聪明的读者（这里指专利代理师）也是不知所云的。因此，虽然对技术交底书的撰写格式可以不做要求，但对其撰写内容存在设立撰写规范的必要性。

一份合格的技术交底书应做到：求全不缺、有理可循、有实不虚、不多不少、有扬有抑。

1. 求全不缺

如同学生写作文一样，大家都知道记叙文要求的撰写六要素：时间、地点、人物、起因、经过、结果。同样地，技术交底书的撰写实际也是有章可循的，这里的"章"即指国家知识产权局专利局要求提交的专利申请文件，虽然技术交底书不拘一格，但是专利申请文件的撰写格式和内容却是较为明确的（后文将介绍），而技术交底书的最终目的是用于撰写专利申请文件，根据二者之间的因果关系，我们可以从专利申请文件的撰写要求中总结和提炼出技术交底书的撰写规范。

为清楚、完整地描述发明创造，专利申请文件要求在说明书中写明发明创造的"技术领域""背景技术""发明内容""附图说明（如有附图）"以及"具体实施方式"。以此推之，如果技术交底书的撰写内容能够覆盖以上内容，那么撰写出来的技术交底书应是较为全面地描述了其发明创造内容，并且由此撰写出来的专利申请文件必然也是符合国家知识产权局专利局提交要求的。

因而相应地，将技术交底书的内容划分为以下四个应当关注的方面。

（1）技术领域。

如同医生分专科一样，不同专科医生诊治不同类疾病，如神经内科、心内科、肾内科等，以更加准确、深入地进行有针对性的疾病诊断和治疗。专利申请实际也是根据其发明创造的技术内容不同而被划分为不同的技术领域，即对其技术分门别类地划分。这样做的目的，一是方便根据技术分类而由国家知识产权局专利局下设对应审查领域的审查部门进行审查，以提供更为准确、客观的审查服务；二是在专利文献公布之后，便于公众进行技术查阅。

对于专利文献的技术分类，有些国家有其自己的专利分类体系。我国未设置自己的专利分类体系，而是采用世界知识产权组织（World Intellectual Property Organization，WIPO）使用的 IPC 专利分类体系。

在专利审批流程中的初步审查公布阶段，会由专门的专利分类员对专利申请进行技术分类，根据其技术领域以及技术内容赋予其至少一个 IPC 分类号。申请人无法在短时间内学习 IPC 分类知识，实际上也并不要求申请人掌握分类知识，但需要申请人在技术交底书中告知其发明创造所属技术领域，并尽可能准确描述，从而帮助专利代理师撰写申请文件，并使得申请文件提交之后能够在初步审查公布阶段被赋予正确的分类号。

那么如何在技术交底书中描述发明创造的技术领域呢？以下将举例说明。

某专利申请，其发明创造涉及在乳腺内科诊治过程中，提供给淋巴水肿患者治疗时佩戴的防磨保护套，其对"技术领域"是这样描述的：

涉及医疗护理用品技术领域，特别涉及在淋巴水肿预防及治疗过程中佩戴压力臂套或包扎弹力绷带时，用于虎口的防磨保护套及防磨保护套套件。

对于技术领域的描述，应当贴切、准确，避免过于上位，切忌当他人看到技术领域的文字描述时，仍然无法获知其实际所属技术领域。不过以上举例，其中"涉及医疗护理用品技术领域"实际上属于较为上位的文字描述，因为医疗护理用品囊括众多，小到体温计、消毒棉签，大到一些监护设备，都可划入医疗护理用品领域，如果仅仅以"涉及医疗护理用品技术领域"这一简单文字描述，并不能真正体现发明创造恰当的技术领域。

该举例中，除了"涉及医疗护理用品技术领域"这一文字描述，还继续补充说明"特别涉及在淋巴水肿预防及治疗过程中佩戴压力臂套或包扎弹力绷带时，用于虎口的防磨保护套及防磨保护套套件"，在这一补充说明性的文字中，实际上提供了两点最能够清楚描述其技术领域的文字，即"在淋巴水肿预防及治疗过程中"以及"防磨保护套及防磨保护套套件"。如果仅以文字"防磨保护套及防磨保护套套件"描述其技术领域，仅涉及功能领域，无法获知其应用领域，防磨保护也可见于其他应用领域，例如建筑领域；如果仅以文字"在淋巴水肿预防及治疗过程中"描述其技术领域，仅涉及应用领域，无法获知其功能领域。将二者结合，才能够清楚、贴切地描述技术领域。

就该举例而言，其目前对技术领域的描述内容能够反映其实际所属技术领域，不过文字描述略显冗余，在现有对技术领域的描述基础上，如果能够改写为"涉及在淋巴水肿预防及治疗过程中的保护用具，特别是涉及佩戴压力臂套或包扎弹力绷带时，用于虎口的防磨保护套及防磨保护套套件"，则文字将更加精炼。

综上所述，对于技术领域的描述要贴切、准确，切忌过于上位，以能够兼顾应用领域和功能领域为佳，其中优先考虑应用领域，文字描述需言简意赅，使人阅读后能够很快捕获关键内容。

（2）背景技术。

背景技术用于了解发明创造的技术环境、发明创造的难易程度以及发明创造的作用、效果，促进申请人和专利代理师一起挖掘发明创造的核心发明点和技术贡献点。

这部分内容可以简单梳理近几年与技术主题直接相关的技术发展脉络，针对所欲解决的技术问题，简单介绍目前已有的解决手段，如果目前尚未有人意识到该技术问题，建议强调其原因。申请人既可以自己直接撰写文字介绍相关的背景技术，也可以结合引证反映这些背景技术的专利、非专利文献。

仍以上述"防磨保护套"举例说明，其对"背景技术"的描述如下：

淋巴水肿的预防和治疗的有效方法仍然是以压力治疗为核心，患者需要长期佩戴压力工具，如压力臂套或压力绷带进行预防或治疗。然而佩戴压力臂套或包扎压力绷带材料接缝常常摩擦患者虎口部位，导致患者虎口部位出现不同程度的压力性损伤，尤其是手指活动时虎口摩擦更明显。部分患者因拇指腱鞘部受压常伴随拇指腱鞘炎的发生。现有的虎口减压方法一般是使用棉球、软纸垫于受磨的虎口部位，对虎口有一定程度的减摩擦作用，但减摩擦作用欠佳，且操作十分不方便，手指活动时棉球易偏离原有位置，需要反复多次调整。此时会导致患者对治疗失去耐心和信心，停止或放弃压力治疗，使淋巴水肿病情反复甚至进展。

如专利文献CN201389084Y，其中描述了一种用于内窥镜检查时保护医生手部的医疗用具，特别涉及一种内窥镜操作简易保护手套，包括手套的体部，大拇指部分和食指部分，其特征在于：在拇指与食指中间的部位及背面有双层护垫。由于该保护手套专为内窥镜操作医生设计，并非针对淋巴水肿预防及治疗过程中的保护用具，因而其并未关注大拇指肌腱的保护，并且也未关注为保护肌腱部而对保护部厚度等的设计，无法减缓淋巴水肿患者佩戴压力手套或绷带包扎导致的压力性损伤。

该举例中，采用两个段落描述了其背景技术现状，第一段首先指出技术主题的发展背景是针对"患者需要长期佩戴压力工具，如压力臂套或压力绷带进行预防或治疗"；然后，指出现有存在的技术问题为"佩戴压力臂套或包扎压力绷带材料接缝常常摩擦患者虎口部位，导致患者虎口部位出现不同程度的压力性损伤，尤其是手指活动时虎口摩擦更明显。部分患者因拇指腱鞘部受压常伴随拇指腱鞘炎的发生"；最后，介绍现有解决手段及其存在的缺陷为"现有的虎口减压方法一般是使用棉球、软纸垫于受磨的虎口部位，对虎口有一定程度的减摩擦作用，但减摩擦作用欠佳，且操作十分不方便，手指活动时棉球易偏离原有位置，需要反复多次调整。此时会导致患者对治疗失去耐心和信心，停止或放弃压力治疗，使淋巴水肿病情反复甚至进展"。

接着第二段引证专利文献，增强对现有技术的描述，从而补强第一段的描述内容，增加其可信度。两段内容文字篇幅适当，介绍具有层次感，内容真实，具有场景性。

对于背景技术的文字描述要详略得当，篇幅过长或过短，都不利于专利代理师准确掌握发明创造相较于现有技术的技术贡献和其优越性。申请人是对其发明创造最为了解的人，特别对于医疗领域的科技创新，由于其既带有鲜明的领域专业性，又是最为日常且容易接触的领域（每个人都有去医院看病、检查、化验的经历），因而，对于涉及医疗的技术主题，易于导致或不明所以，或带入主观理解，这两种情形都不利于专利代理师理解和掌握发明创造的技术精髓。

（3）发明点。

发明点实际上就是要在技术交底书中明确体现发明创造的技术贡献之处，通俗地讲，就是不同于现有技术之处，通常指关键技术手段以及与之相应的技术效果。

在前述"防磨保护套"举例中（见图3-2），其关键技术手段为：

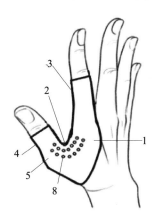

图3-2 防磨保护套

1）虎口保护部2和大拇指肌腱保护部5。

2）大拇指肌腱保护部5沿大拇指肌腱延伸并覆盖大拇指肌腱，厚度为

4 ~ 5 mm。

与以上两个技术手段相应的技术效果为：

1）与虎口相贴合，有效起到防磨减压作用。

2）可有效减小大拇指肌腱受压压力。

建议申请人在技术交底书中明确描述其发明创造的发明点，应包括技术手段及其相应的技术效果。如果发明点为多个时，还应排列其主要发明点和次要发明点。这样不仅利于专利代理师在阅读完背景技术之后，能够对发明创造的技术贡献之处获得直接了解，也能够帮助专利代理师在撰写申请文件时，易于根据主要发明点和次要发明点合理布局权利要求书中的独立权利要求和从属权利要求的层次，利于申请人获得合理的权利要求保护范围。

（4）具体实施方式。

在介绍技术领域、背景技术以及发明点之后，申请人还应结合附图，在技术交底书中将其发明创造的整个技术方案进行完整的介绍，包括主要组成部件、各部件之间的位置布局、部件之间的控制关系、制作材料等。必要时，还可描述工作原理、装置的使用方法等，使得专利代理师能够宏观勾勒出发明创造的全貌。

在上述"防磨保护套"举例中，其技术方案描述如下（其中"图1"见图 3 - 2）：

图 1 示出了防磨保护套 1。如图 1 所示，防磨保护套 1 包括虎口保护部 2、食指指环 3、大拇指指环 4、大拇指肌腱保护部 5，防磨保护套 1 两侧为食指指环 3 和大拇指指环 4，它们与虎口保护部 2 和大拇指肌腱保护部 5 连成一体，构成防磨保护套 1。此外，虎口保护部 2 设置有内外贯穿的透气孔 8。该防磨保护套的尺寸可依据实际需要而定。

防磨保护套 1 的各个组成部分的材料可以选用医用硅胶，材料安全卫生，符合医疗康复使用要求，可反复使用及叠放，方便携带，节约空间。

在患者使用保护套时，将大拇指和食指分别穿过食指指环 3 和大拇指指环 4 后调整到两指指根，从而使虎口保护部 2 与虎口贴合，并使大拇指肌腱保护部覆盖肌腱部位。虎口保护部 2 由医用软硅胶一体成型，材质柔软，可较好地包覆整个虎口部位。透气孔 8 则利于虎口部位透气排汗。

在使用状态下：1. 虎口保护部 2 通过两端的指环固定包覆虎口部位上下两侧，与虎口相贴合，有效起到防磨减压作用，此外，虎口保护部 2 的厚度为 2.5 ~ 3.5 mm，表面光滑，在紧贴虎口发挥防磨作用的同时，提高患者的舒适性；2. 虎口保护部 2 设置有多个透气孔 8，既增加了虎口保护部 2 的柔软性及顺应性，又增加了虎口保护部的透气性，有利于保持虎口干爽；3. 食指指环 3 和大拇指指环 4 的厚度为 2.5 ~ 3.5 mm，指环长度分别小于相对应的第一指关节长度，在固定虎口保护部 2 的同时便于手指关节活动；4. 大拇指肌腱保护部 5 沿大拇指肌腱延伸并覆盖大拇指肌腱，厚度为 4 ~ 5 mm，可有效减小大拇指肌腱受压压力，进一步拓展了本实用新型的功能。

在该举例中，首先利用两个段落介绍了整体结构和制作材料，第三个段落借助使用方法对产品整体进行了补充介绍，第四个段落又详细针对各个部件逐个分析其特点、细节和作用。

这样的撰写方式是值得推荐的，段落层次完整，分析逻辑清晰，内容全面且重点突出。专利代理师按照技术领域、背景技术、发明点以及具体实施方式的阅读脉络，能够由浅入深、由点到面地全面而深入地理解该发明创造。

2. 有理可循

在写全技术领域、背景技术、发明点、具体实施方式的基础上，还应写明各部分之间的整体逻辑关联，各部分之间应是相互关联、相互佐证的，技术内容各个部分不应脱离其他部分、自说自话。

首先，背景技术应指明现有技术存在的缺点，引出技术问题；其次，该被引出的技术问题必然是本申请所要解决的技术问题，继而引出本申请所采用的技术手段；最后，基于本申请所采用的技术手段以及相应解决的技术问题，必然能够实现与之相应的技术效果，并且该技术效果必然比现有技术的效果更佳。

3. 有实不虚

申请人申请专利的直接目的是获得专利授权，即对该技术的专利独占权。但专利制度除了赋予并保护专利权人的排他权利，还要求专利权人将其技术向社会公众开放。发明专利申请自申请日满 18 个月后即被公开，实用新型专利申请在其授权之后即被公开，即"公开换保护"。社会公众虽不能在未得到专利权人许可的情况下使用该专利技术，但是能够了解该专利技术并以此进行科学技术的再创新，以促进社会经济的发展。

有些申请人既想获得专利保护，又不愿将其技术公之于众，往往对其关键技术手段的描述是含糊不清的，或者虽然描述了具体手段，但本领域技术人员根据常规技术知识无法获知其如何实现相应的技术效果，特别是对于化学、材料领域的发明，虽然描述了技术方案，但没有给出实验证据，无法对其技术方案加以证实。

对于这样的技术交底书，虽然专利代理师能够将其撰写为申请文件，但这样的一件专利申请是毫无实际意义的，并且最终也无法获得专利保护。

案例 3－1

一种治疗椅，参见图 3－3。

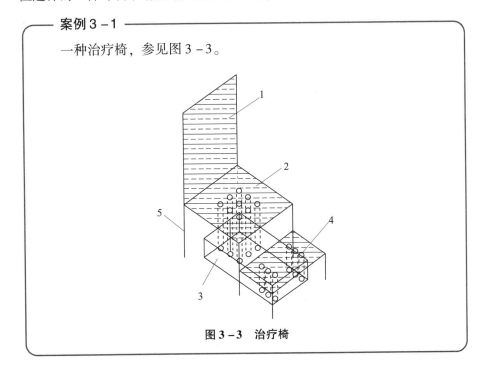

图 3－3　治疗椅

> 解决的技术问题：
>
> 通过吸力将人体内的病毒、病菌吸进装有消毒水的容器里进行消灭而起到对人体的治疗、保健和预防的作用。
>
> 主要技术手段：
>
> 通过压强原理和人体臀部的重力和脚掌心的蹬力及屏幕的辅助力来产生吸力。
>
> 具体实施方式：
>
> 椅子坐垫2设置九个管口，脚踏板4设置六个管口，每个管口下端用软管连接，每个软管另一端插进盛有消毒水的容器3内，当被吸出的病毒、病菌进入消毒水中即被杀灭。

在案例3-1中，其虽然在技术交底书中描述了治疗椅的构造，技术手段也是具体的，但是，病菌是使人或动物生病的细菌，其属于微生物，只要在人体内合适的条件下（如在各种黏膜上）就能自我繁殖从而致病；而病毒是比细菌小、没有细胞结构、只能寄生在活细胞中增殖的微生物，其寄生在人体靶细胞内生存并复制从而使人致病。对于细菌，只要改变细菌的繁殖条件就可能杀死细菌而治好病，例如利用抗生素来杀灭细菌，而对于病毒则需要将病毒和被感染细胞全杀死才能治好病，仅靠吸力并不能造成细菌从黏膜上分离、病毒从靶细胞内分离，从而将细菌和病毒吸出。也就是说，本领域技术人员根据常规技术知识无法获知其如何起到相应的作用并实现相应的技术效果。

这样的技术方案还仅是一种设想、愿望，不具有实际的技术利用价值。

4. 不多不少

在技术交底书中，仅需描述与其发明创造相关的技术内容即可，对技术领域、背景技术、发明点以及具体实施方式的描述应尽量精准，篇幅适宜，应避免遗漏重要的发明信息，同时也要避免引入其他与发明创造无关的技术内容。

有的申请人认为，仅需将发明创造的想法跟专利代理师说清楚，后面的其他事情就都可委托给专利代理师。也有的申请人在技术交底书中事无巨细地撰写，将原本沟通技术的技术交底书写成了叙事散文。但实际上，由于专利代理师通常仅具有理工科背景，缺乏医学知识背景，仅凭申请人的简单几句话或者从洋洋洒洒的"叙事散文"中提炼出一件发明创造的核心内容并非易事，这样勉强撰写出的专利申请文件质量也不会高，即使提交到国家知识产权局专利局，其授权前景也是堪忧的。

对于前一种申请人，建议按照技术领域、背景技术、发明点以及具体实施方式四个方面进行内容"不少"的撰写，技术领域和发明点的撰写以精准、简洁为宜，背景技术和具体实施方式应保证撰写篇幅合适；对于后一种申请人，建议先厘清思路，摘取重要技术信息，将其填入技术领域、背景技术、发明点以及具体实施方式的框架之内，进行内容"不多"的撰写，各部分撰写字数依次按照技术领域、发明点、背景技术、具体实施方式逐渐增多。

从技术交底书到专利申请文件的转化过程，需要申请人和专利代理师共同完成，只有申请人在撰写技术交底书时"发力"，才能在撰写专利申请文件时向专利代理师"借力"，从而可以撰写出一份合格的专利申请文件。

否则，该说而没说或者画蛇添足而增加无用的技术内容，都将导致申请人所获得的专利权范围与其发明初衷相去甚远。这样的发明创造即使被授予专利权，其技术价值也必将大打折扣。

5. 有扬有抑

在技术交底书中，除了介绍发明创造具体构造、方法步骤等，还不应忽视对于发明创造所取得的技术效果的描述，特别是应说清哪个或哪些技术手段如何作用，从而实现了哪些技术效果。在客观描述技术方案时，申请人可以在技术交底书中"夸夸自己"，实际上，这个做法是特别推荐的，这样有利于专利代理师发现并切实明确技术方案的技术优势、创新方向，从而撰写出能够准确突出技术构思的专利申请文件。

技术交底书需要说明自身发明创造的技术优势，在描述背景技术部分，不可避免地需要提及现有技术的缺点、劣势。这是为了清楚说明其科技创新的先进性而必需的。但无论对自身发明创造的描述，还是对现有技术的描述，均要求其描述是客观的，不能夸大自身发明创造的技术效果，也不能恶意贬低现有技术的技术效果，应持以科学严谨的撰写态度。

申请文件的撰写要求

如果申请人没有委托专利代理机构的专利代理师办理专利申请事务，那么在提交专利申请请求之前，申请人需要自己完成专利申请文件的撰写。此时，由于不需要向专利代理师介绍其发明创造的技术方案，因而申请人也就无需准备技术交底书，可直接撰写专利申请文件。

相较于技术交底书，专利申请文件最大的特点是，国家知识产权局专利局对其格式和基本撰写内容做出了较为详尽的要求，申请人可以根据这些要求，结合自身的技术方案，撰写出一份合格的专利申请文件。

专利申请文件的撰写模板可以通过国家知识产权局官网下载。

发明专利申请的申请文件应当包括：说明书摘要、权利要求书和说明书，必要时还应当提交说明书附图和摘要附图。

实用新型专利申请的申请文件应当包括：说明书摘要、摘要附图、权利要求书、说明书、说明书附图。

外观设计专利申请的申请文件应当包括：图片或者照片（要求保护色彩的，应当提交彩色图片或者照片），以及对该外观设计的简要说明。

以上申请文件均需要与请求书一起提交至国家知识产权局专利局。

1. 发明专利申请或实用新型专利申请

（1）权利要求书撰写的实质要求和形式要求。

权利要求书用于确定专利权人所获得的权利要求保护范围大小。也就是说，当申请人的发明专利申请或者实用新型专利申请被授权以后，申请人即成为该项发明专利或实用新型专利的专利权人，法律所赋予专利权人的专利权范围由权利要求书的文字记载内容所限定。

下面以日常生活中的喝水杯子为例举例说明。

一个杯子，其发明构思在于具有温度显色标记，杯中水的温度高于85 ℃时，温度显色标记可显示红色，以此提示使用者，避免烫伤。

假设其授权的权利要求如下：

一种杯子，包括杯盖、圆柱形杯体、杯柄，其特征在于：在杯体上设置有温度显色标记。

这样的权利要求赋予申请人的独占权有多大呢？根据上述权利要求文字所记载的保护范围，只要具有杯盖、圆柱形杯体、杯柄，以及有一个温度显色标记，并且这个显色标记设置在杯体上，那么这样的杯子都落入该权利要求的保护范围之内，为专利权人所独占，而无论杯子的颜色和形状、盖的大小、温度显色标记显示的颜色等。

可见，为了获得尽可能大的授权范围，在撰写权利要求书时应当在清楚、完整限定其技术方案的基础上，考虑其撰写的全部技术要素是不是必要的，冗余的技术要素必然导致限缩申请人所获的权利范围大小。就像圈地盖房一样，原来100 m² 的房子，由于撰写不当，可能最终只能获得80 m² 的面积。

根据上述描述可知，这个杯子的发明，其技术贡献主要在于包括温度显色标记，杯盖、圆柱形杯体、杯柄实际均是杯子的常见组件，并不是跟温度显色标记所必须关联的。因此，为了获得尽可能大的独占权利，申请人可以这样撰写独立权利要求1：

一种杯子，包括杯体，杯体上设置有温度显色标记。

对于可以增加于杯子之上的属于锦上添花的附加组件，可以将其限定于从属权利要求中。例如可以撰写如下从属权利要求2～5：

2. 如权利要求1所述的杯子，当杯中水的温度高于85 ℃时，温度显色标记显示红色。

3. 如权利要求 1 所述的杯子，杯体为圆柱形。

4. 如权利要求 1 所述的杯子，还包括杯盖。

5. 如权利要求 1 所述的杯子，还包括杯柄。

对于一个发明构思而言，其必然包括为解决技术问题的关键技术手段（称之为必要技术特征）以及为解决该同一技术问题而与该关键技术手段结合的基础组件的最小集合，这些技术要素的组合可以撰写为独立权利要求。

例如以上举例的喝水杯子，"温度显色标记"为其解决"提示使用者，避免烫伤"这一技术问题的关键技术手段（必要技术特征），"杯体"是为解决该技术问题而与"温度显色标记"组合的基础组件。因此，独立权利要求可以由"温度显色标记＋杯体"构建而成。

对于温度显色标记的显示颜色、杯体的形状、杯盖以及杯柄，这些技术要素实际与发明构思（温度显色标记可显色，以此提示使用者，避免烫伤）并没有直接关联性，实际是为增加杯子本身的多功能性而设置的。例如，温度显色标记显示红色能够使得提示效果更加醒目，杯体为圆柱形具有更佳的握持感，杯盖可以防尘，杯柄方便拿握杯子，具有这样的技术要素的显色杯子适合撰写成从属权利要求。

但是，撰写权利要求书既要惜字如金，也要权衡由文字撰写而成的权利要求的实质技术方案的范围。对于过于宽泛的权利要求而言，虽然其保护范围较大，但也极其容易将现有技术纳入其保护范围之内，从而导致撰写的技术方案不具有创新性，不能被授予专利权。

以上是对权利要求书撰写的实质要求。

对于权利要求书撰写的形式要求而言，一条重要原则即《专利法实施细则》第二十条规定的内容：

权利要求书应当有独立权利要求，也可以有从属权利要求。

独立权利要求应当从整体上反映发明或者实用新型的技术方案，记载解决技术问题的必要技术特征。

从属权利要求应当用附加的技术特征，对引用的权利要求作进一步限定。

对于权利要求书的其他撰写形式要求具体如下（获自国家知识产权局网站）：

一、申请发明专利或者实用新型专利应当提交权利要求书，一式一份。

二、权利要求书应当打字或者印刷，字迹应当整齐清晰，呈黑色，符合制版要求，不得涂改，字高应当在3.5毫米至4.5毫米之间，行距应当在2.5毫米至3.5毫米之间，权利要求书首页用此页，续页可使用同样大小和质量相当的白纸。纸张应当纵向使用，只限使用正面，四周应当留有页边距：左侧和顶部各25毫米，右侧和底部各15毫米。

三、权利要求书应当说明发明或者实用新型的技术特征，清楚和简要地表述请求保护的范围。权利要求书有几项权利要求时，应当用阿拉伯数字顺序编号，编号前不得冠以"权利要求"或者"权项"等词。

四、权利要求书中使用的科技术语应当与说明书中使用的一致，可以有化学式或者数学式，必要时可以有表格，但不得有插图。不得使用"如说明书……部分所述"或者"如图……所示"等用语。

五、每一项权利要求仅允许在权利要求的结尾处使用句号。

六、权利要求书应当在每页下框线居中位置顺序编写页码。

（2）说明书撰写的实质要求和形式要求。

前面在介绍如何撰写技术交底书时曾建议按照技术领域、背景技术、发明点以及具体实施方式四个方面进行撰写，上述撰写内容依据的是专利申请文件中对说明书的撰写要求。

前面已经介绍，权利要求书在确权、维权中具有重要法律作用（发明或者实用新型专利权的保护范围以其权利要求的内容为准），是专利申请文件中十分重要的部分。说明书的作用也应受到同等重视。这不仅因为说明书是整个专利申请文件中篇幅占比最大的文字内容，还因为说明书也是记载发明或者实用新型及确定其保护范围的法律文件，说明书的内容可以用于解释权利要求的内容。

大家都知道，权利要求一般篇幅较短，通常仅有数行，内容极尽浓缩，是对一项发明构思的聚焦式撰写。但实际上一个发明构思是不能由寥寥数行文字表达清楚的，因此，在专利申请文件中规定了还应具有说明书，要求说明书应能够对发明或者实用新型做出清楚、完整的说明，以使本领域技术人员能够实施。

以上是对说明书撰写的实质要求。

对于说明书撰写的形式要求而言，为引导规范撰写说明书，国家知识产权局专利局对说明书的撰写结构和内容进行了具体规定：

说明书应当包括技术领域、背景技术、发明内容、附图说明、具体实施方式，其中对于没有附图的，相应地，说明书撰写文字中也不应涉及附图相关的内容。

技术领域：写明要求保护的技术方案所属的技术领域。

背景技术：写明对发明或者实用新型的理解、检索、审查有用的背景技术；有可能的，并引证反映这些背景技术的文件。

发明内容：写明发明或者实用新型所要解决的技术问题以及解决其技术问题采用的技术方案，并对照现有技术写明发明或者实用新型的有益效果。

附图说明：说明书有附图的，对各幅附图作简略说明。

具体实施方式：详细写明申请人认为实现发明或者实用新型的优选方式；必要时，举例说明；有附图的，对照附图。

以上内容中，关于"技术领域""背景技术"的撰写一般原则已在介绍如何撰写技术交底书时进行了介绍，由于撰写内容相同，则相应地撰写要求也相同，因此不再赘述。

对于"具体实施方式"，也已在介绍如何撰写技术交底书时进行了介绍，适用原则相同。在此补充以下两点内容。

对于具有附图的，在撰写具体实施方式中的实施例时，应对照附图清楚、详细地介绍。涉及产品时，应涉及部件名称、功能、与其他部件的位置及关联、工作原理、运动模式等；涉及方法时，可包括流程图。具体实施方式中涉及的部件应在部件之后标注附图标记，与附图中一致。

对于包括多个实施例的，应说明各实施例之间的相同和不同，对于不同的实施例，当其间的差异性会带来不同作用或更优效果时，应在说明书中解释说明。

"发明内容"和"附图说明"在前文未介绍过，这里着重说明。

"发明内容"是在介绍了技术领域、背景技术之后，在介绍具体实施方式之前，要求申请人对其发明创造进行概括式说明，起到提纲挈领的作用，可包括技术主题、关键技术手段、解决的技术问题以及实现的技术效果。如果具体实施方式部分包括多个递进式的实施例，可在发明内容这部分中阐述其技术方案脉络。发明内容部分文字篇幅较短，内容较为精炼，设置的目的是使审查员在阅读说明书的具体实施方式之前，能够首先对发明创造有宏观的了解，也是申请人将其技术构思较为全面地向审查员进行阐述的机会，因此，应当重视对该部分内容的撰写。虽然具体实施方式部分是对申请人发明创造的具体、全面的阐释，但由于其介绍较为详细、内容繁多，许多重要的技术信息容易被湮没，设置发明内容这一部分就是为了弥补该缺陷。在专利申请文件中，常见直接将权利要求书的全部内容直接置于发明内容中，这种做法其实是放弃了与审查员交流的机会，放弃了阐述其发明构思先进性的机会，是不可取的。

"附图说明"仅需对附图做出简略说明即可。可包括附图的视角（例如，"……俯视图""……侧视图"）、附图中所示组件与其他部件的关联（例如，"图……中 A－A 线方向图"）等。附图说明看似"人微言轻"，但也不要忽视其作用，有时也会起到关键作用。

案例 3－2

（本案例无需关注具体技术内容）

一种血液透析机新型自动配液容量平衡超滤装置，其权利要求限定了多个组成部件之间的空间位置关系，具体如下。

1. 一种血液透析机新型自动配液容量平衡超滤装置，包括血液透析机本体（1）、界面显示器（2）、触摸式显示屏（3）、把手（4）、行走轮（5）、脚踏锁死开关（6）、血液输出管（7）、固定件（8）、卡箍（9）、血液透析器（10）、连接管（11）、输液架（12）、配液容器（13）、消毒液泵（14）、反渗水加温器（15）、送液分流阀（16）、排液分流阀（17）、废液监测容器（18）、压力重量传感器（19）、电子监测平衡传感器（20）、贮液容器（21）、透析液电导度检测传感器（22）、血液泵（23）和垃圾收集盒（24），其特征在于：所述血液透析机本体（1）的上部设置有所述界面显示器（2），所述界面显示器（2）内部镶嵌所述触摸式显示屏（3），所述血液透析机本体（1）的一侧设有所述输液架（12），所述输液架（12）一侧设有所述血液透析器（10），所述血液透析器（10）通过所述卡箍（9）安装在所述输液架（12）上，所述血液透析器（10）的顶部与底部设有所述连接管（11），所述血液透析机本体（1）的内部设有所述配液容器（13），所述配液容器（13）的左侧设有所述血液泵（23），所述血液泵（23）的上方设有所述消毒液泵（14），所述配液容器（13）的右侧设有所述反渗水加温器（15），所述反渗水加温器（15）的下侧设有所述送液分流阀（16），所述送液分流阀（16）的右侧设有所述排液分流阀（17），所述排液分流阀（17）的下侧设有所述废液监测容器（18），所述废液监测容器（18）的左侧设有所述贮液容器（21），所述贮液容器（21）的左侧设有所述透析液电导度检测传感器（22），所述贮液容器（21）的底端设有所述电子监测平衡传感器（20），所述电子监测平衡传感器（20）的右侧设有所述压力重量传感器（19）。

在实质审查过程中，审查员通过检索获得一篇现有技术文献，其附图如图3-4所示。

经分析，图3-4中的各个部件的空间位置关系与本案权利要求1中限定的各个部件的空间位置关系高度吻合，那么该篇专利能否用于评判本案的创新高度呢？经进一步核实，在该篇现有技术文献的"附图说明"部分记载图3-4为"计算机控制原理图"。

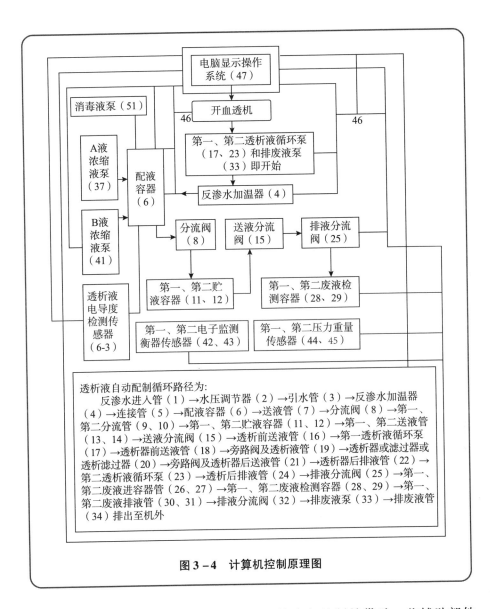

图 3 - 4　计算机控制原理图

计算机控制一般是应用计算机控制系统参与控制并借助一些辅助部件（输入输出接口、检测装置等）与被控对象相联系（有线方式或无线方式），以实现一定控制目的。也就是说，该篇现有技术文献的上述附图虽然包括具有空间体积的实体部件，但其仅描述了这些实体部件之间以及这些实体部件各自与计算机控制系统之间的流程控制关系，图 3 - 4 中所示的这些实体部件的布局位置并不代表这些实体部件的实际空间设置位置，可见，由于现有技术文献说明书附图描述的技术内容与案例 3 - 2 的技术内容实质不同，因而不能用于评判该案例的创新高度。

可见，在专利申请文件中，各个组成部分都具有其存在的价值和意义，不应以其所占篇幅而定其轻重作用。技术领域、背景技术、发明内容、附图说明、具体实施方式共同构成说明书的有机整体，上述五个部分并不是对同一技术内容的赘述，而是侧重于对申请人发明创造技术特点的不同方面、角度的阐释，是相互印证、相得益彰的。

对于说明书的其他撰写要求具体如下（获自国家知识产权局网站）：

一、申请发明专利或者实用新型专利应当提交说明书，一式一份。

二、说明书应当打字或者印刷，字迹应当整齐清晰，呈黑色，符合制版要求，不得涂改，字高在 3.5 毫米至 4.5 毫米之间，行距在 2.5 毫米至 3.5 毫米之间。说明书首页用此页，续页可使用同样大小和质量相当的白纸。纸张应当纵向使用，只限使用正面，四周应当留有页边距：左侧和顶部各 25 毫米，右侧和底部各 15 毫米。

三、说明书第一页第一行应当写明发明创造名称，该名称应当与请求书中的名称一致，并左右居中。发明创造名称与说明书正文之间应当空一行。说明书格式上应当包括下列五个部分，并且在每一部分前面写明标题：

技术领域

背景技术

发明内容

附图说明

具体实施方式

说明书无附图的，说明书文字部分不包括附图说明及其相应的标题。说明书文字部分可以有化学式、数学式或者表格，但不得有插图。

四、涉及核苷酸或氨基酸的申请，应当将该序列表作为说明书的一个单独部分，并单独编写页码。申请人应当在申请的同时提交与该序列表相一致的光盘或软盘，该光盘或软盘应符合国家知识产权局的有关规定。

五、说明书应当在每页下框线居中位置顺序编写页码。

（3）说明书附图。

附图是说明书的一个组成部分，其作用是用图形补充说明书文字部分的描述，使人能够直观地、形象地理解发明或者实用新型的每个技术特征和整体技术方案。对于机械和电学技术领域的专利申请，说明书附图的作用尤其明显。

对于发明专利申请，用文字足以清楚、完整地描述其技术方案的，可以没有附图。

对于实用新型专利申请，其说明书必须有附图。

对于说明书附图的撰写要求具体如下（获自国家知识产权局网站）：

一、申请发明专利（如有附图）或者实用新型专利应当提交说明书附图，一式一份。

二、实用新型专利申请的说明书附图中应当有表示要求保护的产品的形状、构造或者其结合的附图，不得仅有表示现有技术的附图，或者不得仅有表示产品效果、性能的附图。

三、附图首页用此页，续页可使用同样大小和质量相当的白纸。纸张只限使用正面，四周应当留有页边距：左侧和顶部各 25 毫米，右侧和底部各 15 毫米。

四、图的布局

1. 附图应当尽量竖向绘制在图纸上，彼此明显分开。当零件横向尺寸明显大于竖向尺寸必须水平布置时，应当将附图的顶部置于图纸的左边，一页图纸上有两幅以上的附图，且有一幅已经水平布置时，该页上其他附图也应当水平布置。

2. 一幅图无法绘在一张纸上时，可以绘在几张图纸上，但应当另外绘制一幅缩小比例的整图，并在此整图上标明各分图的位置。

五、图的编号

附图总数在两幅以上的，应当使用阿拉伯数字顺序编号（此编号与图的编页无关），并在编号前冠以"图"字，例如图 1、图 2。该编号应当标注在相应附图的正下方。只有一幅图时不必编号。

六、图的绘制

1. 应当使用包括计算机在内的制图工具和黑色墨水绘制，线条应当均匀清晰、足够深，不得着色和涂改，不得使用工程蓝图。

2. 剖视图应当标明剖视的方向和被剖视的图的布置。

3. 剖面线间的距离应当与剖视图的尺寸相适应，不得影响图面整洁（包括附图标记和标记引出线）。

4. 图中各部分应当按比例绘制。

5. 附图的大小及清晰度，应当保证在该图缩小到三分之二时仍能清晰地分辨出图中各个细节，以能够满足复印、扫描的要求为准。

七、图中文字

除一些必不可少的词语外，例如："水""蒸气""开""关""A－A剖面"，图中不得有其他的注释。

八、附图标记

附图标记应当使用阿拉伯数字编号，申请文件中表示同一组成部分的附图标记应当一致，但并不要求每一幅图中的附图标记连续，说明书文字部分中未提及的附图标记不得在附图中出现。

九、说明书附图应当在每页下框线居中位置顺序编写页码。

（4）摘要和摘要附图。

专利申请文件包括摘要和摘要附图实际上并非对专利申请文件强制性的要求。对于发明专利申请而言，其是为在初步审查和公布阶段进行公开时，基于出版要求而提供的，也是为了在专利申请公开之后，便于社会公众通过摘要和摘要附图即可初步了解其技术内容，从而决定是否深度阅读。对于实用新型专利申请而言，摘要和摘要附图是为其授权公告时，满足出版要求而提供的，其作用与发明专利申请中摘要和摘要附图的作用相同。

对于摘要和摘要附图的撰写要求具体如下（获自国家知识产权局网站）：

● 摘要

一、申请发明专利或者实用新型专利应当提交说明书摘要，一式一份。

二、说明书摘要文字部分应当打字或者印刷，字迹应当整齐清晰，黑色，符合制版要求，不得涂改，字高在 3.5 毫米至 4.5 毫米之间，行距在 2.5 毫米至 3.5 毫米之间。纸张应当纵向使用，只限使用正面，四周应当留有页边距：左侧和顶部各 25 毫米，右侧和底部各 15 毫米。

三、说明书摘要文字部分应当写明发明或者实用新型的名称和所属的技术领域，清楚反映所要解决的技术问题，解决该问题的技术方案的要点及主要用途。说明书摘要文字部分不得加标题，文字部分（包括标点符号）不得超过 300 个字，对于进入国家阶段的国际申请，其说明书摘要译文不限于 300 个字。

四、说明书摘要附图应当使用规定格式的表格绘制。

● 摘要附图

一、申请发明专利（有附图的）或者实用新型专利应当提交说明书摘要附图，一式一份。

二、说明书摘要附图应当选用最能说明该发明或者实用新型技术方案主要技术特征的一幅图，应当是说明书附图中的一幅，对于进入国家阶段的国际申请，其说明书摘要附图副本应当与国际公布时的摘要附图一致。

三、纸张只限使用正面，四周应当留有页边距：左侧和顶部各 25 毫米，右侧和底部各 15 毫米。

四、摘要附图应当使用包括计算机在内的制图工具和黑色墨水绘制，线条应当均匀清晰。图中各部分应当按比例绘制。摘要附图的大小及清晰度应当保证在该图缩小到 4 厘米×6 厘米时，仍能清楚地分辨出图中的各个细节。

五、最能说明发明的化学式可以视为摘要附图。

2. 外观设计专利申请

外观设计专利申请的申请文件应当包括：图片或者照片（要求保护色彩的，应当提交彩色图片或者照片），以及对该外观设计的简要说明。

立体产品的外观设计，产品设计要点涉及六个面的，应当提交六面正投影视图（指主视图、后视图、左视图、右视图、俯视图和仰视图）；产品设计要点仅涉及一个或几个面的，应当至少提交所涉及面的正投影视图和立体图，并应当在简要说明中写明省略视图的原因。

平面产品的外观设计，产品设计要点涉及一个面的，可以仅提交该面正投影视图；产品设计要点涉及两个面的，应当提交两面正投影视图。

必要时，申请人还应当提交外观设计产品的展开图、剖视图、剖面图、放大图以及变化状态图。

对于外观设计专利申请的图片或者照片以及简要说明的要求具体如下（获自国家知识产权局网站）：

一、申请外观设计专利应当提交对该外观设计的简要说明。

二、外观设计专利权的保护范围以表示在图片或者照片中的该产品的外观设计为准，简要说明可以用于解释图片或者照片所表示的该产品的外观设计。简要说明不得使用商业性宣传用语，也不能用来说明产品的性能和内部结构。

三、简要说明应当包括下列内容：

1. 外观设计产品的名称

（1）使用外观设计的产品名称应当准确、简明地表明要求保护的产品的外观设计。

（2）申请局部外观设计专利的，应当在产品名称中写明请求保护的局部及其所在的整体产品。

（3）简要说明中的产品名称应当与请求书中的产品名称一致。

2. 外观设计产品的用途

（1）简要说明中应当写明有助于确定产品类别的用途。

（2）对于具有多种用途的产品，简要说明应当写明所述产品的多种用途。

（3）对于零部件，通常还应当写明其所应用的产品，必要时写明其所应用的产品的用途。

（4）对于局部外观设计，必要时应当写明请求保护的局部外观设计的用途，并与产品名称中体现的用途相对应。

（5）涉及图形用户界面的产品外观设计的，应清楚说明图形用户界面的用途，且应当与产品名称中体现的用途相对应。可应用于任何电子设备的图形用户界面，简要说明中产品的用途可以概括为一种电子设备。申请人以图形用户界面中的局部申请外观设计专利的，还应当写明要求保护的局部外观设计的用途。

3. 外观设计的设计要点

设计要点是指与现有设计相区别的产品的形状、图案及其结合，或者色彩与形状、图案的结合，或者部位。涉及图形用户界面的产品外观设计的，设计要点应当包含图形用户界面。对于设计要点仅在于图形用户界面的产品外观设计，简要说明应当写明设计要点仅在于图形用户界面或者图形用户界面中的局部。对设计要点的描述应当简明扼要。

4. 指定一幅最能表明设计要点的图片或者照片

指定的图片或者照片用于出版专利公报。申请局部外观设计专利的，指定的最能表明设计要点的图片或照片中应当包含请求保护的局部外观设计。

5. 其他应当在简要说明中写明的情形

（1）申请局部外观设计专利的，必要时应在简要说明中写明请求保护的局部；如果用实线与虚线相结合以外的方式表示请求保护的局部外观设计，应当在简要说明中写明请求保护的局部；如果用点划线表示请求保护的局部与其他部分之间的分界线，必要时应当在简要说明中写明。

（2）涉及图形用户界面的产品外观设计的，必要时应在简要说明用途中说明图形用户界面在产品中的区域、人机交互方式以及变化过程等。

（3）请求保护色彩或者省略视图的，如果外观设计专利申请请求保护色彩，应当在简要说明中声明；如果外观设计专利申请省略了视图，申请人应当写明省略视图的具体原因，例如，"左视图与右视图对称，省略左视图"；"使用时底面不常见，省略仰视图"。

（4）对同一产品的多项相似外观设计提出一件外观设计专利申请的，应当在简要说明中指定其中一项作为基本设计。

（5）对于花布、壁纸等平面产品，必要时应当描述平面产品中的单元图案两方连续或者四方连续等无限定边界的情况。

（6）对于细长物品，必要时应当写明细长物品的长度采用省略画法。

（7）如果产品的外观设计由透明材料或者具有特殊视觉效果的新材料制成，必要时应当在简要说明中写明。

（8）如果外观设计产品属于成套产品，必要时应当写明各套件所对应的产品名称。

（9）用虚线表示视图中图案设计的，必要时应当在简要说明中写明。

专利申请的技术准备

> ▶ 申请发明还是实用新型
>
> ▶ 技术要充分公开
>
> ▶ 医疗方法是否可以申请专利
>
> ▶ 对技术创新性的要求

技术准备是指对发明创造技术实质内容的准备。由于实用新型专利申请以及外观设计专利申请仅经过初步审查，不经过实质审查过程，因此，本节专利申请的技术准备主要针对发明专利申请。实际上，对于实用新型专利申请而言，为提高实用新型专利申请的质量，国家知识产权局专利局近几年对其明显实质缺陷持续关注，逐年加强审查力度，如公开不充分、缺乏新颖性等，因而本节内容对于申请人申请实用新型专利也具有借鉴意义。

申请发明还是实用新型

专利制度的设立是为了鼓励发明创造，推动发明创造的应用，提高创新能力，促进科学技术进步和经济社会发展。对一项发明专利申请或者实用新型专利申请而言，必然要求其技术具有一定创新性。但由于对发明专利申请以及实用新型专利申请技术的创新高度要求不同，因而，在技术准备阶段，申请人应当首要解决的问题是决定申请发明专利，还是申请实用新型专利。

在做出决定之前，申请人应当了解发明专利申请和实用新型专利申请的各自要求和相互区别，并结合自身发明创造的情况，正确决定申请类型。

下面将介绍并比较发明专利申请和实用新型专利申请的特点。

（1）费用。

由于发明专利申请的流程较长、程序较多且更为复杂，因而相较于实用新型专利申请而言，其费用较多。具体费用已在"专利申请的费用准备"一节中详细介绍，不再赘述。申请人委托专利代理机构的，发明专利申请的专利代理费用相较于实用新型专利申请的专利代理费用更多，相差几百元至几千元不等。

（2）时间。

由于发明专利申请的流程较长、程序较多，因而发明专利申请的审批时间相较于实用新型专利申请的审批时间更长，具体时间已在"专利申请的时间准备"一节中详细介绍，不再赘述。

对于更迭较快的技术领域的申请以及急于进行专利转化的申请，申请人需要考虑两种申请在审批时间上的差异，合理选择申请类型。

（3）保护期限。

发明专利的保护期限是20年，实用新型专利的保护期限是10年，外观设计专利的保护期限是15年，以上保护期限都从申请日开始算起。过了保护期限以后，技术创新将可被社会公众无偿使用。因此，申请人应当衡量其技术研究现状、科研投入力度等，尽量谋求适当保护期限的专利排他权。

（4）技术主题。

对于产品类的发明创造，既可以申请发明专利，也可以申请实用新型专利。但由于实用新型专利仅保护产品，因此，对于方法类的发明创造，只可以申请发明专利。

（5）创新性高低。

对于技术创新性而言，实用新型专利要求其相对现有技术具有实质性特点和进步，发明专利要求具有突出的实质性特点和显著的进步。通俗地讲，对发明专利创新高度的要求要高于实用新型专利创新高度的要求。

创新高度实际上是跟技术领域相关的，不同技术领域其发展现状、技术研发难度等不同，因此不同技术领域的创新高度并非教条地采用一把标尺来衡量。建议申请人在申请之前，应充分了解本领域技术发展水平，可利用检索手段进行查阅（如何检索可参见第四章）。

虽然仅是在发明专利申请和实用新型专利申请之间进行二选一的选择，但这一选择却有可能影响发明创造的授权前景，甚至在授权后影响专利转化的难易程度。

技术要充分公开

发明创造被授予专利权之后，申请人即成为该技术的专利权人，法律赋予专利权人在专利保护期限内享有该技术的独占权，他人未经专利权人许可不可擅自使用该专利技术。但同时，法律要求专利权人在专利保护期限内公开该专利技术，能够为社会公众获知，从而进一步推动发明创造的进步和发展，提高创新能力。

对于专利申请文件对其专利技术公开的程度，我国专利法明确要求，清楚、完整地描述发明或者实用新型，使所属技术领域的技术人员按照说明书记载的内容，能够理解和实施该发明或者实用新型。

前面在介绍如何撰写技术交底书时，实际已经列举了案例"一种治疗椅"，介绍了通常对于结构类产品发明公开程度的把握标准。

申请文件技术方案公开充分要求本领域技术人员能够实施。

下面将再列举一个药物和化学领域的案例，以说明药物和化学领域对于技术方案公开程度的特殊性要求。

案例 3 – 3

涉及使用肿瘤坏死因子 TNFα 的人抗体或其抗原结合片段（如 D2E7）来治疗与 TNFα 相关的疾病，例如治疗中等程度至严重程度银屑病关节炎。

> 本申请说明书描述了使用抗 TNFα 抗体 D2E7 对任何亚型的中等程度
> 至严重程度银屑病关节炎患者进行临床研究的实验方法，但并未提供能
> 够证明包括 D2E7 在内的抗 TNFα 抗体能够产生治疗效果的实验数据。
>
> 发明人在说明书中描述，TNFα 相关病症被公开为数十种不同的病
> 症。对于数十种 TNFα 表现不同的病症来说，本领域普通技术人员一般
> 会预期抗 TNFα 抗体对不同病症的治疗效果不会完全相同，但发明人仅
> 仅是基于抗 TNFα 抗体对个别病症可能具备一定的治疗效果而做出了推
> 测，认为使用肿瘤坏死因子 TNFα 的人抗体或其抗原结合片段（如
> D2E7）可治疗中等程度至严重程度银屑病关节炎。但基于现有技术，
> 实际上并不能预见到抗 TNFα 抗体能够实现对该病的治疗。

这样的技术方案被认定是公开不充分的。

对于药物、化学领域而言，由于其技术效果的预见性较低，其技术必
须依赖实验结果加以证实才能成立时，则要求申请文件中应提供实验证据
[例如实验室试验（包括动物试验）或者临床试验的定性或定量数据]证明
可以取得所述技术效果，并且实验数据之间无明显矛盾之处。

医生较多地参与临床试验研究、药学和药理试验，与之相关的专利申
请应在技术内容公开程度上给予关注。

但对于医疗产品的发明创造，由于其技术效果的预见性较高，对实验
数据等不设具体要求。

医疗方法是否可以申请专利

出于人道主义的考虑和社会伦理的原因，医生在诊断和治疗过程中应
当有选择各种方法和条件的自由，因此，疾病的诊断和治疗方法不能被授
予专利权。

特别需要提醒的是，用于实施疾病诊断和治疗方法的仪器或装置，以

及在疾病诊断和治疗方法中使用的物质或材料是可以申请专利并被授予专利权的。

在我国专利审查实践中，诊断方法是指为识别、研究和确定有生命的人体或动物体病因或病灶状态的过程。如果请求专利保护的方法中包括了诊断步骤或者检测步骤，而根据现有技术中的医学知识和该专利申请公开的内容，只要知晓所说的诊断或检测信息，就能够直接获得疾病的诊断结果或健康状况，则这样的方法仍然认为其是以获得疾病诊断结果或健康状况为直接目的，不能被授予专利权。

治疗方法是指为使有生命的人体或者动物体恢复或获得健康或减少痛苦，进行阻断、缓解或者消除病因或病灶的过程。包括以治疗为目的或者具有治疗性质的各种方法。

可见，专利审查实践中所指的疾病的诊断和治疗方法与常规理解的疾病的诊断和治疗方法存在差异，以下将通过两个案例进行比较介绍。

案例 3 – 4

涉及一种基于实时功能磁共振改善肥胖的神经反馈方法。

本申请说明书记载：

肥胖是目前影响全球健康的主要问题之一，目前现有的行为及药物治疗不能起到长期效果，因此为了实现显著且持续的减重，需要创新性方法改善及控制体重。

基于解决上述技术问题，本案所采用的技术手段为：

基于肥胖患者的饮食量表数据和食物图片，通过肥胖患者分类获得喜好食物模型，基于该喜好食物模型及肥胖患者的背外侧前额叶活性的磁共振数据构建背外侧前额叶活性模型，并通过该背外侧前额叶活性模型训练肥胖患者，改善其饮食习惯，以达到改善肥胖的目的。

其权利要求记载如下：

1. 一种基于实时功能磁共振改善肥胖的神经反馈方法，其特征在于，包括以下步骤：

S1. 采集肥胖患者的饮食量表数据，基于所述饮食量表数据，提供若干食物图片，通过所述肥胖患者进行分类，获得喜好食物模型。

S2. 基于所述喜好食物模型，通过所述肥胖患者，基于磁共振仪器，采集所述肥胖患者的背外侧前额叶活性数据，构建背外侧前额叶活性模型。

S3. 基于所述背外侧前额叶活性模型，对所述肥胖患者进行训练，用于改善所述肥胖患者的饮食习惯，以达到改善肥胖的目的。

所述 S3 还包括，采用 DPABI 软件采集所述肥胖患者的训练后数据，采集所述训练后数据，还包括对所述训练后数据进行数据处理，包括以下步骤：

5.1. 舍弃所述训练后数据的前 10 个时间点数据，获得原始训练数据。

5.2. 对所述原始训练数据进行时间矫正、头动矫正、空间标准化、高斯平滑处理，获得目标训练数据。

5.3. 对所述目标训练数据去除线性漂移、滤波、6 个头动参数、脑脊液、白质信号，获得目标训练后数据。

5.4. 基于背外侧前额叶活性模型，依据所述目标训练后数据，进行所述肥胖患者的训练评价。

所述 S3 还包括，基于 ALL 模板，把所述肥胖患者的大脑分为 90 个脑区构建全脑功能网络，采用 GRETNA 软件计算所述全脑功能网络的不同属性，通过非参数置换检验方法对所述不同属性进行统计分析。

基于 ALL 模板，把所述肥胖患者的大脑分为 90 个脑区构建全脑功能网络包括：

基于所述 ALL 模板，比较训练前后以及训练不同时间的所述全脑功能连接网络的差异，构建全脑功能网络。

根据其专利申请文件的描述可知，该申请所请求保护的实际上是一种治疗肥胖症的神经反馈治疗方法，是现有药物治疗这一手段的替代治疗手段，其如药物治疗方法一样具有治疗目的，实质上仍然是疾病的治疗方法，不能被授予专利权。

案例 3 – 5

某一专利申请文件的权利要求为：

一种抑制已确认患有移植物抗宿主疾病的受治疗者体内的供者骨髓 T 细胞活性的方法，包括给予需要该治疗的受治疗者治疗有效剂量的同种克隆性骨髓干细胞群。

该案原始提交的权利要求如上所述，根据该权利要求的文字所限定的内容可知，其是以人体为对象，该人体是已确认患有移植物抗宿主疾病的受治疗者，并向人体给予需要该治疗的受治疗者治疗有效剂量的同种克隆性骨髓干细胞群，从而达到抑制受治疗者体内的供者骨髓 T 细胞活性。可见，权利要求所请求保护的方法涉及移植物抗宿主疾病的治疗，为疾病的治疗方法。

该案在审查员发出审查意见通知书之后，将上述权利要求修改为：

治疗有效剂量的同种克隆性骨髓干细胞群在制备用于抑制已确认患有移植物抗宿主疾病的受治疗者体内的供者骨髓 T 细胞活性的药物中的应用。

修改之后的权利要求，其主题修改为制药用途型权利要求，而制药用途型权利要求是可以授权的。

借以上两个案例，希望读者能够通过阅读本书了解我国专利制度中对疾病诊断和治疗方法的审查原则。首先，我们要避免以疾病的诊断和治疗方法申请专利；其次，对于一些实质并非疾病的诊断和治疗方法，仅是由于撰写不得当而被撰写成疾病的诊断和治疗方法的发明创造，需要追溯其技术创新本质，而后进行合理的撰写，对于这样的情形应如何处理，将在第五章进行详细介绍。

医生的发明创造主要来源于日常医疗工作，医疗属性是其必然携带的特质。我国专利制度中对疾病诊断和治疗方法的审查原则与医生进行科技创新密切相关，医生进行科技创新时应给予关注。

对技术创新性的要求

专利申请的发明创造，是科技创新，自然就会对其技术的创新性具有要求。在我国专利制度中，对于技术创新性的要求分为"新颖性"要求和"创造性"要求两个方面。

1. 新颖性

前面已在"专利申请的时间准备"一节中介绍了"申请日"的概念。通俗地讲，新颖性主要是指在申请日以前没有相同的现有技术存在。

对于现有技术的理解需要关注以下几个方面。

（1）对"时间性"的要求。

须是申请日以前即存在的技术，这里的"存在"是指其在申请日以前能够为公众所知。申请日当天或之后的技术都不属于"现有技术"的范畴。

（2）对"实质技术内容"的要求。

能够影响一件发明或者实用新型新颖性的现有技术，其应当实质记载与该发明或者实用新型同样的技术内容，包含有实质性技术知识的内容，但允许存在文字表达等差异。

（3）对"为公众所知"的要求。

能够影响一件发明或者实用新型新颖性的现有技术，应当是在申请日以前公众能够得知的技术内容，即在申请日以前处于能够为公众获得的状态，而不要求公众已经获得该现有技术。

在审查实践中，主要以出版物形式举证现有技术。对于出版物形式的现有技术需要注意：出版物公开不受年代、出版发行量、记载语言、是否有人阅读过、申请人是否知道等约束。例如，申请日以前以德文印刷的书籍，不会因为其不是中文印刷而认为该书籍不是现有技术；又如，申请人在申请日以前发表的论文，也不会因为其是同一申请人的而认为该论文不是现有技术。

除出版物形式的现有技术以外，实际还存在多种其他形式的现有技术举证形式：①使用公开，包括能够使公众得知其技术内容的制造、使用、销售、进口、交换、馈赠、演示、展出等方式。无法得知其结构和功能或材料成分的产品展示，不属于使用公开。②口头公开，例如口头交谈、报告、讨论会发言、广播、电视、电影等能够使公众得知技术内容的方式。

当医生参加座谈交流进行主题讲座，或者拍摄微视频上传网络，或者接受媒体采访时，都要建立敏感的知识产权保护意识，避免提前泄露自己的科技成果，实际上被动地成为现有技术，而无法再申请专利。

另外，还应当注意，处于保密状态的技术内容不属于现有技术。所谓保密状态，包括受保密规定或协议约束的情形，还包括社会观念或者商业习惯上被认为应当承担保密义务的情形，即默契保密的情形。印有"内部资料""内部发行"等字样的出版物，确系在特定范围内发行并要求保密的，不属于公开出版物。

"新颖性"的审查，实际上是规定申请人不能将已有、为公众所知的技术再据为己有，而限制其他人使用实际已为公众所知的技术。

2. 创造性

新颖性是对发明创造的创新高度的初级要求，由前述对新颖性的介绍可知，只要与现有技术存在不同之处，而无论该不同之处的大小，都认为这样的发明专利申请或者实用新型专利申请具有新颖性。

但是如果仅使用新颖性约束发明创造的创新高度，势必会导致大批质量不高的专利申请出现。就像方形的杯子、圆形的杯子，仅仅因为形状的区别，就会认定其具有新颖性。所以在专利制度发展过程中，在"新颖性"之后，出现了"创造性"。"新颖性"只是衡量存在不同之处，而"创造性"则是衡量不同之处的创新高度。

发明的创造性是指，与现有技术相比，该发明具有突出的实质性特点和显著的进步。

实用新型的创造性是指，与现有技术相比，该实用新型具有实质性特点和进步。

因为目前仅对发明专利申请进行实质审查，因而本节主要介绍发明专利申请的创造性。下面以两件实际案例进行举例说明。

案例 3 - 6

本案涉及一种血管造影用指引导管，为术中的造影导管提供支撑，如图 3 - 5 所示。

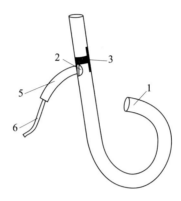

图 3 - 5　血管造影用指引导管整体图

现有技术问题：

造影导管（如图 3 - 5 中的附图标记 5 所示）需要在血管内旋转以使前导管段的端头能够进入对应支血管中，但单纯的造影导管的稳定性及支撑性较差，反勾技术难度大，操作烦琐、耗时。

本案的发明构思：

一种起到支撑作用的指引导管（如图 3 - 5 中最粗的、呈弯曲构型的导管），前端设置有引导端头 1，管形本体具有用于供相应造影导管 5 伸入的内腔，以及供造影导管 5 伸出的侧方开口 2，在侧方开口 2 处还设置有辐射不透射的定向标记 3。特别地，为了便于指引导管在血管中移动且不损伤血管壁，还进一步设置引导端头 1 为弧形的猪尾巴状。

使用时，指引导管先行进入血管，在影像观察之下，可见指引导管上的定向标记 3。之后，造影导管 5 伸入指引导管内腔，移行至侧方开口 2 处并由其伸出。

权利要求：

一种血管造影用指引导管，其特征在于：包括前端设置有引导端头（1）的管形本体，管形本体具有用于供相应造影导管（5）伸入的内腔，管形本体上于引导端头（1）的后侧设置有与所述管形本体的内孔连通的供所述造影导管（5）前端穿出的侧方开口（2），所述管形本体上于所述侧方开口（2）旁设置有定向标记（3）；引导端头（1）的形状为弧形的猪尾巴状。

在实质审查过程中，审查员经检索获得如下现有技术，如图3-6所示。

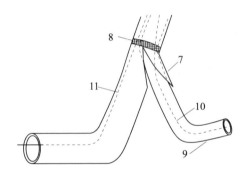

图3-6　现有技术局部图

该现有技术文献同样记载了一种起到支撑作用的指引导管11，前端设置有引导端头，管形本体具有用于供相应造影导管9伸入的内腔，以及供造影导管9伸出的侧方开口，在侧方开口处还设置有辐射不透射的定向标记8。特别地，为了便于指引导管在血管中移动且不损伤血管壁，还进一步设置引导端头为弯曲的。

将案例3-6中的发明构思与上述现有技术文献比较能够发现，二者之间的区别仅在于：案例3-6发明构思中的指引导管的端头为弧形的猪尾巴状（如图3-7圈A所示），现有技术文献中的指引导管的端头为弯曲的（如图3-8圈B所示），即二者指引导管端头的形状不同。

那么，"引导端头（1）的形状为弧形的猪尾巴状"能否使该发明构思具备创造性呢？

在导管介入领域，为避免损伤血管壁，猪尾巴状的导管实际属于该领域十分常见的一种导管构型，现有技术示例如图3-9所示，这一技术手段已为该领域的普通技术人员所广泛熟知。

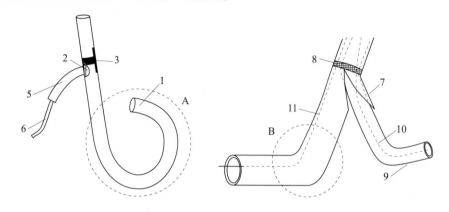

图3-7 案例3-6发明构思 中的指引导管端头

图3-8 现有技术中的指引导管端头

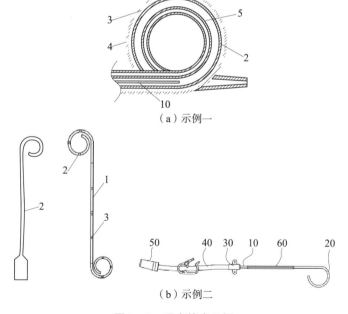

（a）示例一

（b）示例二

图3-9 现有技术示例

　　综上所述，通过对现有技术的检索可以发现，无论案例 3 - 6 中提出的"一种起到支撑作用的指引导管"的发明构思，还是其权利要求中提出的"引导端头（1）为弧形的猪尾巴状"这一技术手段，实际上都已属于现有技术。另外，案例 3 - 6 的发明构思与现有技术文献之间的区别"指引导管为弧形的猪尾巴状"实际是本领域中较为常见的用于避免损伤血管壁的常规技术手段，属于该领域的公知常识，该技术手段在案例 3 - 6 的发明构思中的作用仅是对这一公知常识的直接"拿来式"的应用。

　　也就是说，本领域技术人员基于现有技术文献并结合本领域的上述公知常识，即能够显而易见地获得案例 3 - 6 权利要求所请求保护的技术方案，这样的技术方案不具有突出的实质性特点和显著的进步，是不具备创造性的。

案例 3 - 7

本案涉及一种口腔手术钳，如图 3 - 10 所示。

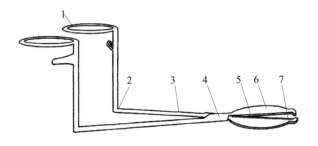

图 3 - 10　口腔手术钳整体图

现有技术问题：

　　正颌外科手术完全在口腔内部进行，还需要经常使用骨凿、骨刀以及各种颌骨动力器械，操作空间极其有限，因此对手术器械的结构及其操作性能有较高要求。现在使用的口腔手术钳由于钳喙细长，无法充分阻挡升支周围组织，无法解决上述技术问题。

　　本案的发明构思：

　　在钳喙 5 外侧设置有向外延伸的挡板 6，挡板 6 在钳喙 5 合拢时呈圆形、椭圆形或矩形，钳喙 5 夹持下颌升支前缘的同时钳喙 5 外侧的挡板 6 可充分有效地隔离周围软组织，不用使用其他手术器械，术者单手即可完成操作。

权利要求：

一种口腔手术钳，包括钳喙（5）、关节（4）、钳柄（3）、手指握环（1），其特征在于：钳喙（5）内侧的夹持部位有齿纹（7），钳喙（5）外侧有向外延伸的挡板（6）。

在案例 3 - 7 的实质审查过程中，审查员经检索发现，在申请日之前的现有技术确实如专利申请文件中所描述的，口腔手术钳钳喙细长，均无法充分阻挡升支周围组织。案例 3 - 7 利用了一种新的钳喙构型，通过在钳喙外侧设置有向外延伸的挡板，解决了现有技术切实存在的技术问题，并且在申请日之前，没有其他人采用同样的技术手段（在钳喙外侧设置有向外延伸的挡板）解决上述技术问题，并且基于申请日以前的现有技术水平，本领域技术人员也无法获得技术启示和技术教导，促使其想到采用上述手段并解决上述技术问题。因此，案例 3 - 7 相对于现有技术和本领域的公知常识具有突出的实质性特点和显著的进步，因而具备创造性。

由以上两个案例引出的思考如下。

案例 3 - 6 和案例 3 - 7 与其各自现有技术的区别实际上均涉及具有某一特殊形状的组件。案例 3 - 6 中涉及引导端头为弧形的猪尾巴状，案例 3 - 7 中涉及钳喙外侧有向外延伸的挡板。但为什么两个案例的创造性评判结果差别如此之大呢？这是由创造性的评判标准所致。

在评判创造性时，实际上需要评判其相对于现有技术（通常选择一个与发明专利申请最接近的现有技术）是不是显而易见的。如果相对于现有技术（与发明专利申请最接近的现有技术），该发明专利申请与之存在区别技术，且本领域技术人员无法基于其他现有技术或公知常识获得技术启示和技术教导而想到将该区别技术用于现有技术以解决技术问题，那么发明专利申请所请求保护的技术方案对于本领域技术人员就是非显而易见的，这样的技术方案具备创造性。但如果其他现有技术中存在启示和教导，使用该区别技术解决相应的技术问题，或者使用该区别手段解决相应的技术问题仅属于一种公知常识，那么由此获得的发明创造，其技术构思是不符合我国专利法中规定的创造性的，即没有达到我国专利法对发明创造高度的要求。

我们都知道，科技创新是站在前人科创成果的基础上，不断创造的过程，"创造性"实际上正是在这条科技创新之路上自然而然产生的。通过这两个案例的比较，我们也能够发现，虽然都涉及某一特殊形状的组件，在案例 3 - 6 中，"引导端头为弧形的猪尾巴状"这一技术点实际上已是前人的科技创新成果；但反观案例 3 - 7，"钳喙外侧有向外延伸的挡板"实际上正是其站在前人科技创新成果的基础上而继续创造的成果，是其做出的技术贡献。因此，两个案例获得了不一样的结果。

这也提示申请人，在进行科技创新并提交专利申请之前，应充分了解已有的科技创新成果，对自身的发明创造做出客观评估，避免重复科研，导致发明创造最终无法获得专利权。

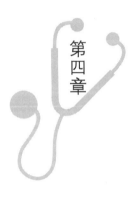

第四章

检索是医疗创新与保护的锦囊

引 言

在日常生活中，我们或多或少都已经接触过"检索"操作。大家平时网上购物的时候肯定都用到过各种购物软件，我们要购买什么商品，就需要登录购物平台，在搜索框中输入相应的检索词，以粗略地浏览寻找类似商品或者直接精准地找到目标商品。专利检索也是同样的道理，在专利检索过程中，我们首先要了解自己的检索需求，也就是确定需要检索什么样的技术信息，然后通过专门的专利检索平台，将符合自己特定要求的目标专利文献从大量的专利文献中挑选出来。

第一章在介绍观念"想要提高专利质量：站在前人肩膀上，发现并解决新的问题"时提到，医生在进行发明创造的过程中，如果在某一个医疗场景中发现了一个问题也想到了初步的解决方案，这个时候要去"找一找"，看看这个问题是不是已经被别人解决了。这个"找一找"的过程就涉及专利检索。

但是，专利检索的作用远不止"看看自己提出的问题和初步的解决方案与现有技术是否有雷同"这么简单，从创新想法的产生、技术方案的完善、专利的申请、专利的确权与保护到科技成果的转化运用的整个流程中，专利检索始终发挥着重要的作用。

本章将重点介绍"为什么检索"和"如何检索"，让医生建立对专利检索的初步认识，掌握专利检索的简单步骤，以辅助自己进行医疗创新与保护。

什么是专利检索

　　根据专利检索的不同目的，可将专利检索划分为多种类型。对于医生而言，从创新想法的产生到创新成果的转化运用的过程中，以下四种专利检索的类型需要了解和关注，分别为专利查新检索、专利无效检索、专利侵权检索、专利挖掘与布局检索。

1. 专利查新检索

　　专利查新检索通常在专利申请前进行，其主要涉及将已经完成的技术方案与现有技术进行对比，查找现有技术中是否存在能够影响其新颖性或创造性的专利或非专利文献，从而判断技术方案是否具备新颖性和创造性。

　　目前，大部分医生仍处于专利保护意识的建立和提升阶段，在学习运用专利来对自己的创新成果进行保护的过程中，需要重点关注专利查新检索。对于医生而言，专利查新检索有助于对自己即将提交的专利申请的技术方案的新颖性和创造性进行预判，以提前了解专利授权的可能性，排除技术构思明显被现有技术公开的专利申请，从而降低专利申请的成本，提高专利申请的质量。

2. 专利无效检索

　　专利无效检索是在专利获得授权之后进行的检索，其主要针对已授权专利的权利要求是否具备新颖性和创造性进行检索，从而提出专利权无效宣告请求。

　　专利权无效宣告是指自国家知识产权局公告授予专利权之日起，任何单位或个人认为该专利权的授予不符合《中华人民共和国专利法》规定的，

可以请求专利复审和无效审理部宣告该专利权无效的制度。❶

专利无效检索通常在侵权纠纷中使用，例如，医院 A 起诉医院 B 的某产品涉及侵犯医院 A 的某项专利技术，医院 B 为了保护自身权益，可以对医院 A 的专利技术提起专利权无效宣告请求。

3. 专利侵权检索

专利侵权检索一般是在某一新产品发布之前，对自身产品是否会侵犯其他专利的专利权进行主动检索，从而避免后续侵权纠纷。专利侵权检索比较的对象是自身产品和其他有效专利的权利要求书。因此，在检索时，需要关注专利权的有效性以及有效专利的权利要求书中所记载的技术方案。

此外，对处于待审阶段以及进入审查阶段的专利申请，在侵权检索时也需要进行适度的扩展，以避免此类专利申请在获得授权后引发侵权纠纷。

4. 专利挖掘与布局检索

专利挖掘是指在技术研发或产品开发中，对所取得的技术成果从技术和法律层面进行剖析、整理、拆分和筛选，从而确定用以申请专利的技术创新点和技术方案。❷ 对医生而言，在研发过程中会申请一些国家级重点项目，并产出一定的科技创新成果，专利挖掘就涉及从这些创新成果中提炼出具有专利申请和保护价值的技术创新点和方案，从而使创新成果得到充分保护。

专利布局是一种构建专利组合的顶层规划和指导思想，是对创新成果专利化的全局性考虑。简而言之，专利布局是有目的地申请一系列专利。医生需要注意，一件产品并不等同于一件专利，要全方位地保护一件产品，一件专利是远远不够的，其需要核心专利及周边专利进行保护。例如一款华为手机，其相关专利至少有上千件，从外观形状、制作材料、内外部构

❶ 秦声. 专利检索策略及实战技巧 [M]. 北京：知识产权出版社，2019.
❷ 刘宏伟. 专利文献检索 [M]. 北京：知识产权出版社，2022.

造、软硬件设计、功能模块、协议等多方面均需要进行专利布局。因此，一件产品可以申请也需要申请多件专利，形成专利池，进行保护。

专利挖掘检索和专利布局检索是分不开的。通过专利挖掘与布局检索，可以帮助医生在现有技术成果和研发能力的基础上，梳理技术难点、热点和空白点，对哪些创新成果可以申请专利保护、哪些技术目前仍处于发展初期可进一步研发保护等提出建议和预判。

5. 小结

总体来说，专利无效检索、专利侵权检索是在专利获得授权保护之后，为应对一些专利纠纷而采取的应对手段。专利挖掘与布局检索是为提升科技创新质量，使得创新想法得到有效保护而采取的有力手段。上述三种检索情形对专利检索技能、专利检索质量具有较高的要求，通常需委托更专业的检索机构来完成。

专利查新检索通常是为判断技术方案是否具备新颖性和创造性而进行的专利检索。对于医生来说，在提交专利申请前进行专利查新检索，帮助自己初步判断技术方案的授权可能性、降低专利申请的成本是非常必要的。然而，在提交专利申请前进行的检索，并不只有通过专利查新检索预判授权可能性这么简单的作用。换言之，在提交专利申请前进行的检索并不等同于专利查新检索，除了进行专利授权可能性的预判，其对于医生创新想法的产生、技术方案的改进完善以及专利的确权保护都有着非常重要的作用。

为什么在专利申请前检索

▸ 想创新，缺乏技术创新思路

▸ 想申请，初步评估授权概率

▸ 想保护，技术方案的再完善

▸ 想转化，获得合理保护范围

对于大部分医生而言，在专利申请过程中，基本思路如图4-1所示。

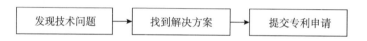

图4-1 医生在专利申请过程中的基本思路

首先，医生在某个医疗场景中发现了某个或某些技术问题；然后，发挥自己的聪明才智找到了相应的解决方案；最后，迫不及待地提交专利申请，希望尽快将自己的智力成果保护起来。

但是，在提交专利申请之前，大家忽略了一个非常关键的步骤，那就是要进行初步的专利检索。

大家如果申请过发明专利，并且收到过审查员发出的审查意见通知书，就应该知道，在审查意见通知书中，审查员通常会提供一些专利或非专利文献，并以这些文献为依据，给出专利申请缺乏新颖性或创造性的评判。这些专利或非专利文献就是审查员通过检索获得的。

《专利审查指南（2010）》第二部分第七章第1节中指出：每一件发明专利申请在被授予专利权前都应当进行检索。检索是发明专利申请实质审查程序中的一个关键步骤，其目的在于找出与申请的主题密切相关或者相关的现有技术中的对比文件，或者找出抵触申请文件和防止重复授权的文件，以确定申请的主题是否具备专利法第二十二条第二款和第三款规定的新颖性和创造性，或者是否符合专利法第九条第一款的规定。

可以看出，在对每一件发明专利申请做出专利授权决定之前，审查员必须进行检索。

对此，大家是否会有这样的疑问：

（1）检索是审查员在医生提交专利申请之后，为了评判专利申请能否授权而进行的一项工作，医生为什么要在提交专利申请之前进行检索？

（2）既然检索非常关键，该如何做好专利申请前的检索？

相信这些问题大家会在后文中找到相应的答案。

想创新，缺乏技术创新思路

1. 创新愿望强烈却不知从何入手

全国医院的专利申请总量呈逐年上升趋势，这与医院和医生数量的逐年增多密切相关，当然也反映出医院总体的科技创新能力逐步提高，知识产权保护意识逐步提升。此外，第二章提到，2010—2021 年每百家医疗机构和每千名医护人员平均专利申请量整体也呈上升趋势，个体的技术创新能力逐步提高，技术贡献逐年增加，"提倡创新"和"保护创新"的意识逐步增强。

经统计，截至 2021 年年底，专利申请数量最高的医院已经达到 5000 多件。但是，在全国 36570 家❶医院中，专利申请数量超过 1000 件的医院约占 0.18%（其中超过 3000 件的医院仅约占 0.02%），专利申请数量在 200 ~ 1000 件的医院约占 0.95%，专利申请数量不足 200 件的医院高达 98.87%（见图 4-2）。

---

❶　数据来源：《中国统计年鉴 – 2022》。

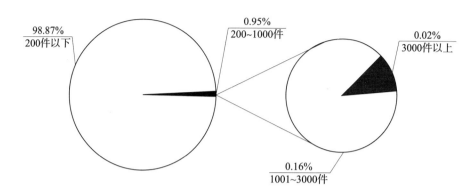

图 4 – 2 不同专利申请数量的医院在全国医院中的占比

尽管全国医院的专利申请总量呈逐年上升趋势，但各个医院的专利申请数量差异非常明显，这也反映出国内不同医院、不同医生对专利的认知水平、重视程度和运用能力不同，绝大部分的医生还没有开始进行医疗创新保护或仍处于医疗创新保护的初步阶段。

笔者在与医生的交流过程中对医生的专利申请情况进行了调查研究。极少数医生表示自己申请过专利；约半数的医生表示，自己想进行医疗创新并申请专利，但是缺乏技术创新思路，不知该从何处着手开始发明创造。另外，约三分之二的医生表示，自己目前已经有了一些来源于医疗一线实践的创新想法，也有把创新想法尽快转化为科技成果回馈社会的真诚愿望，但是不知道该如何完成整个技术方案，将其转化为专利申请文件。

2. 用检索辅助医生进行技术创新

对于医生而言，无论是在发现技术问题之前没有比较明确的创新想法，还是在发现了某个医疗场景中存在的急需解决的技术问题之后没有找到比较合适的解决方案，都可以利用检索来梳理自己比较感兴趣的或者与自己的医疗场景相关的技术发展状况，了解和掌握现有技术中别人都在研究什么，或者别人都是怎么研究的，从中获得一些技术启发。

下面以"婴儿留尿装置"为例，看看医生在发现某个医疗场景中存在的技术问题之后，该如何运用检索辅助自己进行技术创新。

（1）在医疗场景中发现技术问题。

留取尿标本是临床上常见的检验方法之一，它能够反映患者泌尿系统的一些问题，帮助医生更准确地判断患者的病情。

但在留取婴儿尿标本时，由于婴儿较小，无法主动配合，目前，大多数医院只能让患儿家长协助"把尿"。这种做法不仅给患儿带来不适感，增加了家长的工作量，并且标本留取成功率低。

基于婴儿尿检工作中存在的现状，目前面临的技术问题是"如何便于留取婴儿尿标本"。

（2）利用检索梳理现有技术。

面对"如何便于留取婴儿尿标本"的技术问题，医生可能完全没有技术创新思路，想不出解决方案。或者，医生可能会想到设计一种能够便于留取婴儿尿标本的装置，以协助家长进行婴儿尿标本的留取。但是，由于缺乏工业设计技能，医生可能存在如何设计留尿装置的主体结构的难题。

此时，可以对"婴儿留尿装置"进行专利检索，看看现有技术中别人是否提出过相同的技术问题，采用了何种技术方案来解决这一技术问题，这些技术方案中是否存在新的技术问题需要解决。

通过检索，我们发现，目前针对技术问题"如何便于留取婴儿尿标本"所设计的婴儿留尿装置主要包括三类：粘贴式、系带式和纸尿裤穿戴式。根据本章后文"掌握'怎么样检索'"中"阅读专利文献"部分对技术方案的改写方式的介绍，我们可将上述三类婴儿留尿装置相关的专利文献以表4-1的形式进行整理，对每类婴儿留尿装置仅选取一篇专利文献作为示例。

表4-1　婴儿留尿装置的相关专利文献

对比项目	类　　型		
	粘贴式	系带式	纸尿裤穿戴式
公开号/公告号	CN213787517U	CN210903110U	CN204863286U
专利名称	新生儿女婴尿标本留取袋	一种尿标本的收集装置	用于取尿的纸尿裤

续表

对比项目	类　　型		
	粘贴式	系带式	纸尿裤穿戴式
主要附图			
主体结构	固定部1 防漏层11 粘胶区12 导尿口111 尿液收集袋2 导管3	集尿袋1 收紧圈2 导管3 控制开关4 空心管5 系带7	纸尿裤本体1 取尿袋2 第一取尿口3 第二取尿口4
主要技术方案	尿标本留取袋包括固定部1和尿液收集袋2，固定部1和尿液收集袋2通过导管3连接；固定部1上表面设置防漏层11和粘胶区12，防漏层11中部设置有导尿口111，导尿口111与固定部1底面的导管3连通	尿标本的收集装置包括集尿袋1，集尿袋1的顶部设置有收紧圈2，集尿袋1的底部设置有导管3，导管3的顶端与集尿袋1的底部连通，导管3的表面套接有控制开关4，导管3的底端套接有空心管5，收紧圈2的内部设置有系带7	纸尿裤包括纸尿裤本体1和取尿袋2，纸尿裤本体1上开设有第一取尿口3，取尿袋2上开设有与第一取尿口3相对应配合的第二取尿口4，取尿袋2通过第一取尿口3和第二取尿口4与纸尿裤本体1内侧相连通
其他设计点	（1）粘胶区12为双环状设计，分为粘胶内环121和粘胶外环122； （2）尿液收集袋2上设置有容量刻度线22； （3）尿液收集袋2底端设置有带盖的排尿口21； （4）导管3在与尿液收集袋2的连接处扩张成球囊31，球囊31内设置棉球	（1）空心管5的表面套接有挡片8； （2）集尿袋1正面的底部印刷有刻度线6，集尿袋1的材料为透明塑料； （3）空心管5的底部设置有保护帽9，保护帽9与空心管5螺纹连接	（1）取尿袋2通过设置于第二取尿口4外侧周沿的粘胶层粘附于纸尿裤本体1上； （2）取尿袋2通过可拆卸粘附于粘胶层外侧的防粘贴纸5密封

续表

对比项目	类型		
	粘贴式	系带式	纸尿裤穿戴式
解决的技术问题	解决了尿液留取困难的问题。此外，针对其他设计点：（1）减少粘胶面积，降低婴儿的不适感；（2）方便观察记录婴儿的排尿量；（3）方便收集的尿液导入检测盒；（4）方便过滤尿液中混杂的粪便	解决了尿液留取困难的问题。此外，针对其他设计点：（1）避免污染；（2）有效观察患者的尿液量；（3）保护空心管，并防止尿液从空心管流出	解决了尿液留取困难的问题。此外，针对其他设计点：可更方便取尿，且不会漏尿，使用更加卫生

（3）站在前人肩膀上开拓创新。

通过检索，针对"如何便于留取婴儿尿标本"的技术问题，我们对现有技术中"粘贴式""系带式"和"纸尿裤穿戴式"这三类婴儿留尿装置的相关专利文献进行梳理，获得表 4 - 1 中的技术信息。从这些技术信息中可以获得启发，设计完成自己的技术方案。

首先，从主体结构方面考虑，医生可以选择上述粘贴式、系带式和纸尿裤穿戴式的其中任一种结构继续研究改进；或者综合三种结构的优势，合并研究改进；或者另辟蹊径，设计裤装式、裙装式等其他结构。

其次，在解决"如何便于留取婴儿尿标本"这一技术问题的同时，上述专利文献还通过其他设计点，进一步提高了婴儿留尿装置的使用便利性。例如，专利 CN213787517U 和 CN210903110U 均提出在留尿袋上设置刻度线，便于观察尿液量等。因此，针对上述专利解决的技术问题，例如"如何避免污染，提高使用安全卫生性""如何避免漏尿"等，医生可以继续研究创新，提出新的解决方案。

另外，针对上述专利文献中已经提出的解决方案，医生可以进一步思考其存在的不足之处，在其基础上进行改进创新。例如，如何进行材料和结构的优化，使其更加亲肤舒适，减少对婴儿的皮肤刺激等。

想申请，初步评估授权概率

1. 在创新过程中不能仅关注自身

本章前文中提到，在专利申请的过程中，大部分医生在明确了自己的技术方案之后就迫不及待地提交专利申请，希望尽快地将自己的智力成果保护起来。

值得肯定的是，当有了一个很好的创新想法和技术方案时，能够想到通过申请专利的方式对其进行保护，这种做法本身就已经比还缺乏专利保护意识的医生超前了。但是，这种做法并不是最明智的。

根据《专利法》第二十二条第一款的规定，授予专利权的发明和实用新型，应当具备新颖性、创造性和实用性。前文中提到，新颖性是指发明或者实用新型不属于现有技术，也没有抵触申请；创造性是指与现有技术相比，该实用新型具有实质性特点和进步，该发明具有突出的实质性特点和显著的进步。

可以看到，新颖性和创造性都涉及专利申请与现有技术的比较。而大部分医生在发明创造过程中却往往忽视现有技术。

大家有没有思考过：全球医疗行业从业者队伍庞大，我们所面对的医疗场景、所使用的医疗设备、所面对的患者人群，他人是否也曾经历过？全球专利这么多，我们的创新想法是否独一无二？大家是否都进入了这样的误区：只关注自己的研究，而不在乎他人的做法？

在提交专利申请之前，如果没有了解现有技术的发展程度，没有判断自己的技术方案是否已经存在于现有技术中，就盲目地直接去申请专利，可以想象，专利申请的授权概率有多大。

2. 用检索判断技术构思是否公开

在提交专利申请前，需要利用检索来辅助了解现有技术，初步评估专利申请的授权概率，避免技术构思已被现有技术公开而不自知。该过程就涉及本章前文"什么是专利检索"部分中的"专利查新检索"内容。下面以两个实际案例为例,看看他人在创新过程中的"不明智"和"明智"做法。

案例 4-1

大面积绷带

（1）技术创新背景。

绷带的作用之一是保护暴露的创伤以及吸收血液或其他分泌物。绷带可以被打包以便于携带并且由例如军事人员、警察、医护人员、徒步旅行者和露营者等使用,也可以是急救药箱中的一部分,适用于诊所、医院、工厂、办公室和家庭。

但是,在目前市售使用的绷带产品中,一部分绷带包扎范围小,不能满足大伤口的使用需要。此外,对于包扎范围大的绷带,由于其占据的体积大而通常不能大量地使用,尤其不方便随身携带。

（2）技术方案。

面对"如何包扎大范围的伤口,同时减小整个绷带的体积以方便携带"的技术问题,某发明人设计了一种大面积绷带,并给出了如下解决方案。

如图 4-3 所示,大面积绷带主要由五部分组成:绷带 1,使用时缠绕在患者受伤部位;包裹层 2,设置在绷带 1 面向伤口的表面;保护套 4,其一侧与包裹层 2 一侧连接,且保护套 4 可沿着与包裹层 2 的连接处折叠或打开;扩展层 3,设置在保护套 4 内,保护套 4 折叠后,扩展层 3 与包裹层 2 对置,保护套 4 打开后,扩展层 3 与伤口表面对置;突出部 43,设置在保护套 4 不与包裹层 2 连接的一侧,便于将保护套 4 进行折叠或打开。

在绷带中设置可折叠或打开的扩展层 3,当扩展层 3 打开时,能够扩大与伤口的接触面积,从而包扎大范围的伤口;当扩展层 3 折叠时,能够减小整个绷带占据的体积,从而方便携带。

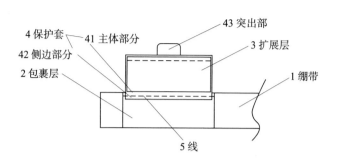

图 4 - 3　大面积绷带示意图

（3）检索判断。

上述技术方案非常好地解决了"如何包扎大范围的伤口，同时减小整个绷带的体积以方便携带"的技术问题。

然而，该发明人在完成技术方案之后就直接提交了专利申请，其并未在申请专利前对现有技术进行初步检索。

在该专利申请的审查过程中，审查员检索到专利 CN207477613U（公开日为 2018 年 6 月 12 日，晚于该专利申请的申请日 2016 年 2 月 17 日，不是现有技术），该专利还具有同族专利 WO2015181828A2（公开日为 2015 年 12 月 3 日，早于该专利申请的申请日，是现有技术）。

如图 4 - 4 所示，专利 WO2015181828A2 中公开了如下技术方案。

伤口敷料装置 200 能够治疗大面积伤口，其包括：包裹元件 201，使用时缠绕在患者受伤部位；可折叠的垫片元件 208，其包括第一部分 211 和第二部分 214；第一部分 211 附接到包裹元件 201 面向伤口的第一表面 202，其通过附接件 216 与第二部分 214 缝合在一起；第二部分 214 能够从闭合位置转换到打开位置；在打开位置，第一部分 211 的吸收层 210 和第二部分 214 的吸收层 212 分别是暴露的，由此得到较大的吸收层，从而能够使用伤口敷料装置治疗大的伤口；在闭合位置，第一部分 211 和第二部分 214 放置在彼此之上，第一部分 211 的吸收层 210 和第二部分 214 的吸收层 212 相对。

此外，第二部分包括允许使用者抓握的手柄，例如拉片。

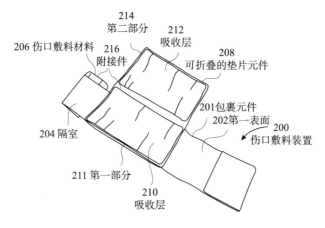

图4-4　现有技术中的大面积伤口敷料装置示意图

由此可见，现有技术中已经有他人采用相同的技术方案，解决了相同的技术问题"如何包扎大范围的伤口，同时减小整个绷带的体积以方便携带"，即该发明人的技术构思已经被公开。

由于该发明人在提交专利申请前未进行初步的专利检索，这种"不明智"的做法使其缺乏对现有技术的判断，最终专利申请被驳回。

案例 4-2

断钉取出器

（1）技术创新背景。

对于骨折患者来说，在手术过程中经常会采用铜板、螺钉这些部件对骨折处进行对接复位。然而，螺钉植入骨质后，由于承受重力、肌力等作用，往往会发生折断现象，如图4-5所示，此时需要将断裂的螺钉从骨质中取出。

在以往的临床实践中，医生大多数使用锯骨的工具把相应部位的骨头锯开，再配合大力钳将断钉拔出。这样的操作对患者的损伤非常大，也严重影响了患者的术后康复。

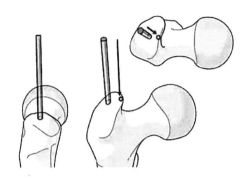

图 4-5　螺钉在植入骨质后发生折断现象示意图

（2）技术方案。

面对"如何将断钉从骨质中取出，并尽可能地减少对骨质的损伤"这样一个技术问题，某三甲医院一位骨科医生设计了一种断钉取出器，并给出了如下解决方案。

如图 4-6 所示，断钉取出器主体结构由四部分组成：空心圆环形钻头 1，使用时套在断钉的外周；钻尾 2，设置在空心圆环形钻头 1 的后端，使用时与电钻连接；排屑孔 3，设置在空心圆环形钻头 1 的中部，用于排出切削的骨质；细锯齿缘 4，设置在空心圆环形钻头 1 的前端，用于切削骨质。

在断钉取出器的使用过程中，首先，将空心圆环形钻头 1 对准要取出的断钉部位，并套在断钉的外周，使空心圆环形钻头 1 前端的细锯齿缘 4 与骨质接触；然后，将钻尾 2 与电钻连接，打开电源启动电钻，空心圆环形钻头 1 随电钻发生旋转。

由于空心圆环形钻头 1 前端的细锯齿缘 4 与骨质接触，细锯齿缘 4 会在断钉周围骨质中切割出一条缝隙。当其切割到一定深度时，断钉就可以从骨质中取出了。

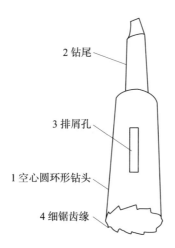

图 4 - 6 断钉取出器示意图

（3）检索判断。

上述技术方案非常好地解决了"如何将断钉从骨质中取出，并尽可能地减少对骨质的损伤"的技术问题。

不同于案例 4 - 1 中的发明人，该骨科医生并未盲目地直接提交专利申请，而是在专利申请前进行了初步的检索，以了解自己的技术构思是否被公开，初步评估授权的可能性。

经过检索发现，如图 4 - 7 所示，有三篇专利文献中所示的断钉取出器，其结构与该骨科医生设计的图 4 - 6 所示的断钉取出器类似。这些断钉取出器均包括空心圆环形钻头、设置于空心圆环形钻头后端的钻尾和设置于空心圆环形钻头前端的细锯齿缘。特别是图 4 - 7（a）所示的断钉取出器，该断钉取出器进一步包括取钉槽 3，在便于取出断钉的同时，利于切削后的骨质由该槽排出，即同样公开了排屑孔。

由此可见，现有技术中已经有他人采用相同的技术方案，解决了相同的技术问题"如何将断钉从骨质中取出，并尽可能地减少对骨质的损伤"，即该骨科医生的技术构思已经被现有技术所公开。

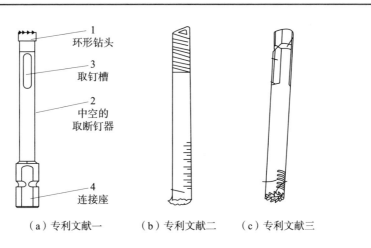

图4-7 现有技术中的断钉取出器示意图

该骨科医生在提交专利申请前的"明智"做法，帮助自己了解到该技术构思已经被公开，有效避免了将原有技术方案直接进行专利申请带来的损失。该骨科医生在原有技术方案的基础上再次创新，最终专利申请获得授权。针对该骨科医生"如何在原有技术方案上再创新"，后文中将进一步介绍。

能够影响技术构思的新颖性和创造性的文献（现有技术）不仅包括国内专利，也包括国外专利。全球专利众多，我们很难保证自己的想法是独一无二、不可替代的。由上述案例4-1和案例4-2可知，在申请专利前进行初步的专利检索是非常必要的。

首先，专利检索能够帮助我们了解自己的技术构思是否已经被现有技术所公开，初步评估专利申请的授权概率。其次，在第三章中提到，专利申请包括时间准备、费用准备、资料准备、技术准备这四个准备要素，可见，在整个专利申请的过程中，需要投入非常多的时间、精力，尤其对于医生而言，时间和精力是非常宝贵的。在申请专利前进行初步的专利检索，可以有效帮助我们规避重复的研究，很大程度上节约时间成本，避免无效的劳动，让医生的精力和时间能够更有效地分配和用到真正有价值的事情上。

想保护，技术方案的再完善

1. 技术构思被公开 ≠ 放弃专利申请

前文中已经提到，当医生有了比较好的创新想法，并打算运用专利将自己的创新想法保护起来时，需要在提交专利申请前进行初步的检索，利用检索来辅助了解现有技术，初步评估专利申请的授权概率，避免技术构思已被现有技术公开而不自知。

在经过初步的专利检索之后，如果医生没有发现与自己的技术构思相同或相似的内容，就可以着手提交专利申请了。

如果像前文中案例 4 - 2 "断钉取出器"一样，医生发现了自己的技术构思已经被现有技术公开，所提出的技术问题已经被他人采用相同的技术方案解决了，这时候应该怎么办？是不是意味着就要放弃申请专利？

可想而知，若仍然以原有的技术方案提交专利申请，必然无法获得专利授权保护。但是，医生可以在原有技术方案的基础上进一步改进、完善，以新的技术方案提交专利申请。

那么，如何在原有技术方案的基础上改进、完善，获得新的技术方案呢？答案还是检索。

2. 用检索改进完善原有的技术方案

在检索的过程中，我们会获取到非常多的专利文献，这些文献中就存在着值得深入挖掘和创新的地方。下面以两个案例为例，看看其他医生如何在原有技术方案已经被公开的情况下力挽狂澜，使专利申请最终获得授权保护。

> **案例 4 - 3**
>
> **包括直径可调的中空钻头的断钉取出器**
>
> 在案例 4 - 2 "断钉取出器"中我们提到，经过专利申请前的初步

检索，该骨科医生发现，对于"如何将断钉从骨质中取出，并尽可能地减少对骨质的损伤"的技术问题，现有技术中已经有他人采用了相同的技术方案将这个技术问题解决了。

该骨科医生在检索时还发现，某篇专利的说明书中记载了这样一个技术信息：由于植入骨质的螺钉有不同的大小规格，通过将断钉取出器设置成大、中、小三种不同的规格，可以根据断裂螺钉的规格选择相应规格的断钉取出器，使断钉取出器的尺寸与断裂螺钉的尺寸相互匹配。

如图4-8所示，通过专利检索，该骨科医生不仅获取到与自己原有技术方案相同的专利文献，还获取到其他专利文献中记载的新的技术问题"如何使取出器适应断钉的尺寸"和相应的解决方案"设置大、中、小不同规格的断钉取出器"。

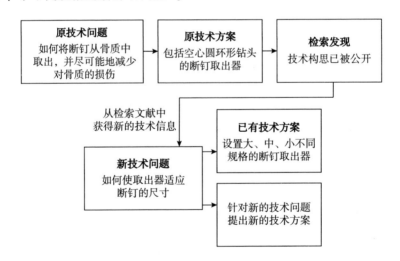

图4-8　断钉取出器的技术方案的改进完善过程示意图

在原有技术方案的基础上，该骨科医生以"如何使取出器适应断钉的尺寸"这一新的技术问题为基础，继续进行创新研究，设计了一个包括直径可调的中空钻头的断钉取出器，具体技术方案如下。

如图4-9所示，直径可调的中空钻头包括由四根分杆构成的组合式钻杆、端面设有平面螺纹的丝盘3、以单自由度转动配合的方式外套于丝盘3的夹持套2；分杆包括杆身1a、固定设置在杆身1a后段的滑块1b和固定设置在杆身1a前端的切削齿1c；夹持套2沿径向设置有T形滑槽2b，滑块1b单自由度滑动配合嵌在T形滑槽2b中，滑块1b与丝盘3螺纹配合，四根分杆与丝盘3同轴沿圆周并列设置；夹持套2沿径向设置有定位销2a，丝盘3圆柱面开有环形凹槽3b，定位销2a以可滑动的方式嵌在环形凹槽3b中，实现了丝盘3与夹持套2间单自由度转动配合；丝盘3上端面设置有旋转柄3a，旋转旋转柄3a，丝盘3通过螺纹副传动驱动分杆沿T形滑槽滑动，实现组合式钻杆的直径调节；夹持套2上还设置有锁紧螺钉式的锁紧装置4，拧紧锁紧螺钉即可固定丝盘3，防止分杆在钻孔时直径发生改变。

该断钉取出器通过调整组合式钻杆直径，可将组合式钻杆外套于不同直径的螺钉，通过一次钻孔即可将螺钉与周围组织分开，在断钉取出手术时可快速将断钉取出，手术时间短、手术创伤小，可降低手术难度并减轻患者痛苦。

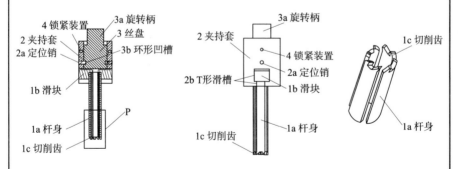

图4-9　包括直径可调的中空钻头的断钉取出器示意图

通过专利申请前初步的专利检索工作，该骨科医生在原有技术方案的基础上改进、完善获得上述新的技术方案，并以新的技术方案提交专利申请，最终获得了专利授权保护。

可以看出，在研究设计初期，该骨科医生并没有考虑要直接解决"如何使取出器适应断钉的尺寸"这样一个技术问题，其发明断钉取出器的最初目的在于"如何取出断钉"，而不是"如何使取出器和断钉匹配"。

当发现原技术问题和相应的技术方案被现有技术公开后，该骨科医生通过检索获得的专利文献给他提供了一个新的研发思路和研发方向。以这个新的技术问题进行研究创新，提出了更优的解决方案，来改进完善原有的技术方案，提升了专利申请质量和专利授权概率。

— 案例 4-4 —

一种带有旋转切割机构的利器盒

（1）技术创新背景。

医疗活动产生的尖锐利器需要使用专门的容器进行收集、处理。如注射针头、手术刀等，这类尖锐利器若投入普通的垃圾袋（如塑料垃圾袋）中，存在刺穿垃圾袋并刺伤人员的可能性，造成医疗伤害。

目前常用的利器盒是盒盖带有投掷口的塑料容器，投掷口设有开关活门。但是，一些带有利器的医疗废弃物是与软管连接在一起的，如输液管前端的针头，在投入利器盒之前，需要将针头从软管上剪下，通常的办法就是用剪刀或其他工具进行裁剪，但这样的操作往往会使人感到不便，需要双手操作，还要携带剪刀等工具。

（2）技术方案。

面对"如何便于收集处理尖锐利器，同时具备切割软管功能"这样一个技术问题，某三甲医院一位护士长设计了一种带有旋转切割机构的利器盒，并给出了如下解决方案。

如图4-10所示，利器盒包括盒体10和盒盖20；盒盖20设有投送口21，投送口设有切割沿22；盒盖20的内侧设有转动刀架30；刀架30设有在切割沿22进行剪切的切割刀40；切割刀40以转动配合安装在刀架30上；盒盖20的外端面设有手柄50，手柄50能够带动刀架30旋转。

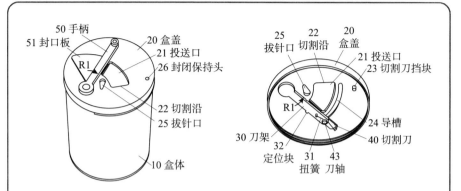

图4-10 带有旋转切割机构的利器盒示意图

使用时，旋转手柄50带动刀架30旋转，刀架30从进入投送口21的位置转动到切割沿22的位置，采用安装在刀架30上的切割刀40在盒盖20的投送口21处切割软管。

（3）检索判断。

上述技术方案非常好地解决了"如何便于收集处理尖锐利器，同时具备切割软管功能"的技术问题。

在提交专利申请前，该护士长也进行了初步的专利检索，以了解自己的技术构思是否被公开，评估授权的可能性。

经过检索发现，如图4-11所示，专利CN211512083U公开了一种单向开合的利器盒盒盖，并公开了以下技术方案。

单向开合的利器盒盒盖包括盒盖本体；盒盖本体的顶板101中部开设有轴孔3，轴孔3内穿设有转动配合的转轴4；顶板101上在轴孔3的一侧开设有利器进口6；转轴4的顶端固定连接有转板2；转板2靠近利器进口6一侧底部固设有上刀体7，利器进口6的内壁上固设有下刀体8，转板2转动时，上刀体7和下刀体8的刀刃部形成剪切配合；转板2的顶部设有便于带动转板2转动的推板12。

使用时，首先，医护人员用手指沿顺时针方向推动推板12，转板2转动，利器进口6逐渐露出；然后，将待分离利器伸入利器进口6内，继续推动推板12，上刀体7和下刀体8剪切贴合，将含有利器的软管切断，伸入利器进口6的利器落入利器盒盒盖下方的利器盒中。

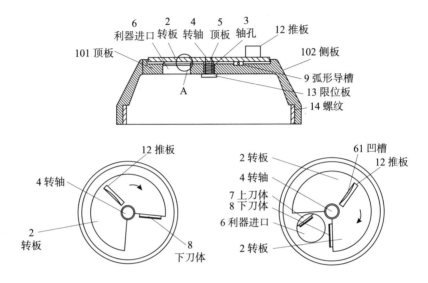

图4-11 单向开合的利器盒盒盖示意图

由此可见，该护士长所设计的"带有旋转切割机构的利器盒"的基本技术构思已经被公开，即现有技术中已经有他人采用相同的技术方案，解决了相同的技术问题"如何便于收集处理尖锐利器，同时具备切割软管功能"。

（4）技术方案的再创新。

如前所述，经过专利申请前的初步检索，对于"如何便于收集处理尖锐利器，同时具备切割软管功能"的技术问题，现有技术中已经有他人采用相同的技术方案将这个技术问题解决了。

可想而知，若以原有的技术方案提交专利申请，必然无法获得专利授权，更谈不上后续进行成果转化了。

然而，针对现有技术中已经存在的CN211512083U等专利，该护士长产生了这样的疑问：既然他人已经研究出了这种"便于收集处理尖锐利器，同时具备切割软管功能"的利器盒，为什么市面上却没有厂商生产售卖这种产品呢？这种产品是否还有改进创新的空间，从而利于后续成果转化呢？

带着这样的疑问，该护士长咨询了技术人员。原来，这种利器盒在使用过程中，存在容易割伤使用者手指的问题。由于存在使用安全方面的风险，厂商并未与相关专利的专利权人达成合作。

面对这样一个新的技术问题"如何避免利器盒切割使用者的手指"，该护士长首先进行了专利检索，了解现有技术中是否已经存在解决该技术问题的技术方案，避免再次进行无效的劳动。

如图 4 - 12 所示，经过检索发现，目前并没有任何专利公开了"如何避免利器盒切割使用者的手指"这一技术问题的解决方案。因此，该护士长在原有技术方案的基础上继续创新研究，针对新的技术问题提出了自己的技术方案。

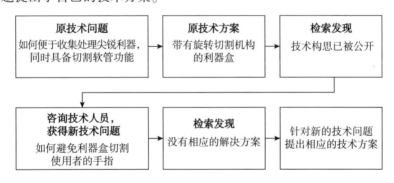

图 4 - 12　利器盒技术方案的改进完善过程示意图

如图 4 - 13 所示，相较于原技术方案，新技术方案的改进之处在于：

切割刀 40 设有伸出刀架 30 的刀柄 41（图中未示出）；盒盖 20 设有切割刀挡块 23；刀架 30 向切割方向转动，刀柄 41 与切割刀挡块 23 触碰后，切割刀 40 在刀架 30 上转动，切割刀 40 的刀刃 42 伸出刀架 30 并通过切割沿 22；刀架 30 转动到距切割沿 22 的安全距离 S 时，刀柄 41 与切割刀挡块 23 触碰，安全距离 S 为 6 ~ 8 mm。

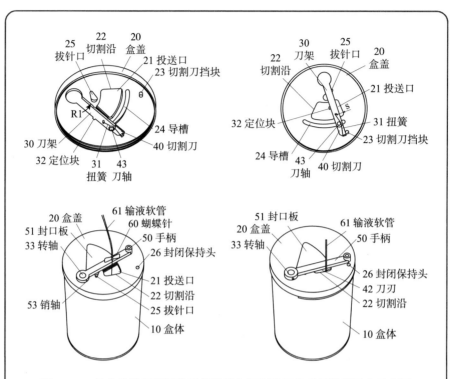

图 4 – 13 带有旋转切割机构且能够避免切割使用者手指的利器盒示意图

以投送带有蝴蝶针的输液管为例，使用时，先将手柄 50 转动到起始位置，即刀架 30 进入投送口 21 的位置，使投送口 21 完全开放；然后，将一只带有蝴蝶针 60 的输液软管 61 送入投送口 21 中，转动手柄 50，手柄 50 及刀架 30 推动软管向切割沿 22 方向移动；当刀架 30 转动过出刀位置后，切割刀 40 从刀架 30 伸出，在投送口 21 的切割沿 22 将软管切断，蝴蝶针落入盒体 10 中。

在切割过程中，如不慎将手指伸入了投送口，手柄 50 和刀架 30 将无法转动到出刀位置，切割刀 40 的刀刃 42 不会伸出刀架 30 伤害手指。

通过专利申请前初步的专利检索工作，该护士长在原有技术方案的基础上改进、完善获得上述新的技术方案，并以新的技术方案提交专利申请，大大提升了专利授权概率，该技术方案最终获得了专利授权保护。

通过上述案例4 – 3和案例4 – 4可知，当医生在专利申请前发现自己的技术构思已经被公开，可以继续利用检索来辅助创新，在原有技术方案的基础上进一步改进、完善形成新的技术方案，以提高专利申请的质量和授权概率。当然，对于新的技术方案，我们还应当通过检索进一步判断其是否被现有技术公开。

想转化，获得合理保护范围

《专利法》第六十四条第一款规定：发明或者实用新型专利权的保护范围以其权利要求的内容为准，说明书及附图可以用于解释权利要求的内容。由此可见，要想知道专利的保护范围究竟是什么，关键还是要看权利要求书，而说明书和附图只用于解释权利要求书。

有些医生往往在要转化专利时才意识到保护范围、专利价值的问题，但这些问题本质上是在之前的专利申请过程中就已经产生了。很多医生在专利申请阶段更在意专利是否能够被授权，殊不知很多专利即使被授权，其在后期转化过程中，或将面临侵权诉讼问题，或没有了转化运用的价值。

因此，授权不是终点，获得切实的保护才是发挥专利价值的保证。

1. 权利要求保护范围的宽与窄

医生在申请专利的过程中，应当有意识地在允许的限度内争取尽可能宽的权利要求保护范围，以划定最有利于自己的法律保护界限。

通常来说，一项权利要求所记载的技术特征越少，该权利要求所确定的保护范围就越宽；一项权利要求所记载的技术特征越多，该权利要求所确定的保护范围就越窄。

医生在一件专利申请中可能会同时解决多个技术问题，针对不同的技术问题，分别采用不同的解决方案。在独立权利要求中，应尽量只解决一个技术问题，而将解决其他技术问题的相关解决方案限定在从属权利要求中。同时，在独立权利要求中应尽量只记载解决该技术问题所不可或缺的技术特征，即必要技术特征，而对于解决该技术问题没有贡献的、可有可无的技术特征，则可以省略不写，从而使独立权利要求涉及的技术特征最少，保护范围最宽。

独立权利要求作为保护范围最宽的权利要求，通常可以在说明书多个实施方式的基础上概括而成。因此，独立权利要求应尽量采用概括性的术语进行表达，以将更多的实施可能性纳入权利要求的保护范围之中。但是，应当注意，权利要求过大的保护范围会提高其缺乏新颖性和创造性的风险，增大专利申请的授权难度。

2. 用检索确定合理的保护范围

在提交专利申请前，需要利用检索来辅助判断权利要求的保护范围是否合理，避免权利要求的保护范围过宽而增加缺乏新颖性和创造性的风险，降低专利授权概率，以及引发后续的侵权诉讼问题；同时避免权利要求的保护范围过窄，使专利失去转化运用的价值。

下面以"结石粉碎吸取设备"为例，详细说明如何利用检索来确定权利要求合理的保护范围。

案例 4 – 5

一种结石粉碎吸取设备

（1）技术创新背景。

目前，在泌尿外科患者中，结石成为一大病因。临床上主要采取耻骨上膀胱切开取石术、ESWL 膀胱碎石方法、膀胱镜大力碎石方法、膀胱镜液电效应碎石方法、弹道气压碎石、体外冲击波碎石、手术取石等方法治疗男性结石，且都有一定局限性，给患者造成不可避免的损害。

现有技术中有体内超声波碎石的方式进行破碎结石，结石破碎后，通过吸取管道排出的结石约黄豆大小，但是通过输尿管镜对结石碎片进行观察时，无法得到结石具体的大小，只能依靠医生经验，从而会造成结石堵塞吸取管道的问题。医生若抽出吸取管道再疏通，会延长手术时间；医生若通过吸取管道反向喷出液体冲开结石，结石在液体的冲力作用下飞出会撞击到人体内部器官或组织，对人体造成损伤。

（2）技术方案。

面对"如何防止相对较大的结石堵住管口，影响结石的吸取"的技术问题，有一位医生设计了一种结石粉碎吸取设备，并给出了如下解决方案。

如图4-14所示，结石粉碎吸取设备的主体结构包括：机体1；输导管2，输导管2伸入人体内，用于拓宽和支撑手术通道；发声装置3，发声装置3位于机体1内，用于发出超声波；探照装置4，探照装置4一端与机体1连接，另一端位于输导管2内，用于探照手术画面；粉碎装置5，粉碎装置5一端与发声装置3连接，另一端位于输导管2内，用于粉碎结石；吸取装置6，吸取装置6包括吸取管61；吸取管61的一端与机体1连接，另一端位于输导管2内，用于吸取粉碎后的结石。

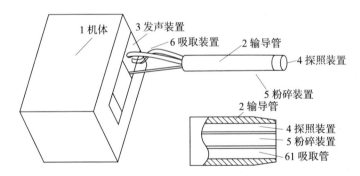

图4-14 结石粉碎吸取设备示意图

而对于"如何防止相对较大的结石堵住管口，影响结石的吸取"这一技术问题，在上述结石粉碎吸取设备的主体结构的基础上，该医生重点给出了以下两种解决方案。

方案一

如图4-15所示，吸取管61前端设置有弹性块71，弹性块71与吸取管61远离吸取装置6的端面固连，弹性块71对称且靠近输导管2内壁设置。

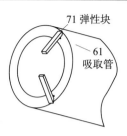

图 4 – 15　结石粉碎吸取设备方案一示意图

工作时，吸取管 61 吸取破碎后的结石，吸取管 61 对管口外的结石进行吸取，在结石移动至吸取管 61 管口时，相对较大的结石在吸取管 61 的吸力作用下与弹性块 71 接触并使弹性块 71 变形。医生通过探照装置 4 观测到吸取管 61 管口被结石堵住后，控制吸取装置 6 停止产生负压，此时，相对较大的结石在弹性块 71 自身弹力的作用下向外移动，从而结石不再堵住吸取管 61。

方案二

如图 4 – 16 所示，吸取管 61 前端设置有切割块 72，切割块 72 的形状为锯齿形；吸取管 61 远离吸取装置 6 的一端设置有滑动槽 73，滑动槽 73 内滑动连接有滑动块 74，切割块 72 与滑动块 74 固连；吸取管 61 远离吸取装置 6 一端的内壁上均匀地设置有切割槽 75，切割槽 75 与滑动槽 73 相连通，切割槽 75 与切割块 72 滑动连接；滑动块 74 依靠驱动单元 8 驱动，驱动单元 8 的驱动方式包括液压传动和/或磁力传动。

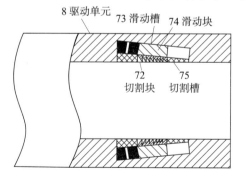

图 4 – 16　结石粉碎吸取设备方案二示意图

工作时，相对较大的结石通过吸取管 61 管口进入吸取管 61 内被卡住时，驱动单元 8 驱动滑动块 74 在滑动槽 73 内来回滑动，从而带动切割块 72 在切割槽 75 中来回移动，利用切割块 72 对吸取管 61 内的结石进行切割破碎。

由此可见，该医生给出了上述弹性块 71 和切割块 72 两种不同形式的防堵单元，均有效解决了"如何防止相对较大的结石堵住管口，影响结石的吸取"这一技术问题。

（3）权利要求的撰写。

在撰写专利申请文件时，为了获得尽可能宽的权利要求保护范围，该医生在上述两个实施方式的基础上，在独立权利要求中采用"防堵单元"对包括弹性块 71 的方案一和包括切割块 72 的方案二进行了概括性描述，形成如下的权利要求 1。

1. 一种泌尿外科结石粉碎吸取设备，包括：

机体（1）；输导管（2），伸入人体内，用于拓宽和支撑手术通道；发声装置（3），发声装置（3）位于机体（1）内，用于发出超声波；探照装置（4），一端与机体（1）连接，另一端位于输导管（2）内，用于探照手术画面；粉碎装置（5），一端与发声装置（3）连接，另一端位于输导管（2）内，用于粉碎结石；吸取装置（6），包括吸取管（61），吸取管（61）的一端与机体（1）连接，另一端位于输导管（2）内，用于吸取粉碎后的结石。

其特征在于：

粉碎装置（5）的另一端位于输导管（2）内，吸取管（61）前端设置有防堵单元（7）；防堵单元（7）能够防止吸取装置（6）堵塞。

此外，在从属权利要求中，对"防堵单元"做了具体的限定，将包括弹性块 71 的方案一和包括切割块 72 的方案二进行了详细描述，形成如下权利要求 2 和权利要求 3。

2. 根据权利要求 1 所述的一种泌尿外科结石粉碎吸取设备，其特征在于：防堵单元（7）包括弹性块（71）；弹性块（71）与吸取管（61）远离吸取装置（6）的端面固连，弹性块（71）对称且靠近输导管（2）内壁设置。

3. 根据权利要求 1 所述的一种泌尿外科结石粉碎吸取设备，其特征在于：防堵单元（7）包括切割块（72）；切割块（72）的形状为锯齿形；吸取管（61）远离吸取装置（6）的一端设置有滑动槽（73）；滑动槽（73）内滑动连接有滑动块（74）；吸取管（61）远离吸取装置（6）一端的内壁上均匀地设置有切割槽（75）；切割槽（75）与滑动槽（73）相连通，切割槽（75）与切割块（72）滑动连接；切割块（72）与滑动块（74）固连；滑动块（74）依靠驱动单元（8）驱动；驱动单元（8）的驱动方式包括液压传动和/或磁力传动。

（4）检索判断。

上述权利要求 1 所要求保护的技术方案中"吸取管（61）前端设置有防堵单元（7）；防堵单元（7）能够防止吸取装置（6）堵塞"非常好地解决了"如何防止相对较大的结石堵住管口，影响结石的吸取"的技术问题。然而，"防堵单元"这一概括性的术语是否划定了合理的保护界限，还需要通过检索来进一步判断。

经过检索发现，中国发明专利 CN107898486A 提供了一种输尿管鞘及其头端帽，能够有效防止结石碎石堵塞管道，如图 4-17 所示，其具体公开了如下技术方案。

输尿管鞘包括工作部和操作部 1，工作部包括多腔管 2，多腔管 2 的一端与操作部相连，另一端安装设有头端帽 3；头端帽 3 包括头端帽本体 4，头端帽本体 4 内设有负压吸引通道 5；负压吸引通道 5 的中心设有与其同轴的钬激光通道 7；负压吸引通道 5 的入口侧设有用于防止大粒径的结石碎石进入到负压吸引通道内的隔挡结构；隔挡结构为设置在负压吸引通道内壁与钬激光通道外壁之间的隔挡条 11，隔挡条 11 位于负压吸引通道 5 的径向方向，且隔挡条 11 环形均布设置为至少两条。

　　通过设置隔挡条将负压吸引通道的入口侧分隔为若干个格子，能够有效防止粒径较大的结石碎石进入负压吸引通道内，即能够确保进入负压吸引通道内的结石碎石不会堵塞负压吸引通道。

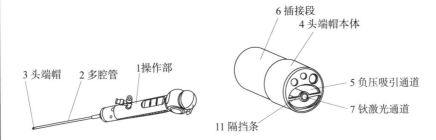

图 4 - 17　输尿管鞘及其头端帽示意图

　　由此可见，该专利申请公开了在负压吸引通道前端设置隔挡结构，隔挡结构能够防止负压吸引通道堵塞，即"吸取管（61）前端设置有防堵单元（7）；防堵单元（7）能够防止吸取装置（6）堵塞"已经被现有技术公开。显然，独立权利要求中"防堵单元"这一概括性术语是不合理的。

　　但是，两者对于隔挡结构和防堵单元的具体实施方式是存在差异的，基于检索结果，该医生可在权利要求 1 中对"防堵单元"做进一步详细限定，将权利要求 2 中包括弹性块（71）的相关结构描述或者权利要求 3 中包括切割块（72）的相关结构描述补充到权利要求 1 中，以与现有技术中的防堵单元（例如发明专利 CN107898486A 中的隔挡结构）进行区分，从而划定更合理的保护范围。

　　此外，本案例的发明目的在于提供一种防堵单元，以防止相对较大的结石堵住管口，影响结石的吸取。可见，必要技术特征是与防堵单元相关的特征，在独立权利要求中需明确记载。

　　而对于与发明目的无关的其他特征，例如粉碎结石的具体方式（在本案例中，即能够发出超声波的发声装置），其对解决技术问题并没有做出实质性的贡献，属于非必要技术特征。如果独立权利要求包含了这样的非必要技术特征，对专利权人来说就会造成损失，因为其他人可以很容易绕开专利的保护范围而模仿该专利的主要技术构思（例如，直接将本案的发声装置修改为激光粉碎装置，能够同样实现粉碎结石的功能，而其余技术特征与本案完全相同）。因此，对于非必要技术特征，应尽量避免记载在独立权利要求中，同时也可适度拓宽权利要求的保护范围。

如何做好专利申请前的检索

> 了解 "到哪去检索"

> 掌握 "怎么样检索"

　　经过前文的介绍，相信大家对"为什么在专利申请前检索"这个问题已经有了比较明确的答案。既然在提交专利申请前进行初步检索是非常必要的，那么，对于没有或者少有专利检索经验的医生而言，应该如何做好专利申请前的检索工作呢？

　　提到专利检索，大家可能首先会产生畏难情绪，认为专利检索是一项非常复杂烦琐的工作，医生没有经过专业的检索培训，不懂也不会检索。此外，对于医生而言，首要工作是治病救人，也缺乏足够的时间来静心钻研、实施检索。

　　这里想强调一点，在专利申请前进行专利检索，并非要求医生取代审查员在专利审查中的检索工作，而是让医生在想创新但缺乏技术创新思路时，在想申请专利而要初步评估授权概率时，在想保护技术创新而要再完善技术方案时，在想转化科技创新而要获得合理的保护范围时，能够马上想到并能够简单使用专利检索这一手段来帮助自己实现目标。

了解"到哪去检索"

1. 专利数据库

各国专利局或国际组织均提供了相应的官方专利检索平台，可进行专利文献的简单检索、高级检索等。同时，官方专利检索平台还提供专利申请审查过程相关信息，便于公众浏览获取。常用的专利检索资源如表4-2所示。

表4-2　常用的专利检索资源

检索资源及平台	特色功能
中国国家知识产权局官网的专利检索及分析系统（https：//pss-system. cponline. cnipa. gov. cn/conventionalSearch）	IPC 导航检索 药物检索
世界知识产权组织官网的检索子系统（https：//patentscope. wipo. int/search/zh/advancedSearch. jsf）	跨语种扩展检索
美国专利商标局官网（https：//www. uspto. gov）	CPC 导航检索
欧洲专利局官网（https：//worldwide. espacenet. com/? locale = en_ EP）	CPC 导航检索
日本特许厅官网（https：//www. jpo. go. jp）	FI/FT 检索

对于中文专利文献检索，可选用表4-2中的"中国国家知识产权局官网的专利检索及分析系统"；对于外文专利文献检索，首选表4-2中的"欧洲专利局官网"，相较于其他外文专利检索平台，其检索数据更加全面，检索操作更加简便。

除了官方网站提供的专利检索平台，我们还可以选择 incoPat 科技创新情报平台（https：//www. incopat. com）、Patentics（https：//www. patentics. com）、佰腾专利数据库（https：//www. baiten. cn）、智慧芽（https：//www. zhihuiya. com）等进行专利文献的检索。

2. 非专利数据库

除了申请专利，医生可能会选择将自己的研发成果以文章等形式进行发表公开。因此，在进行技术信息检索时，除了要关注专利文件，还应注意在非专利数据库中进行期刊、论文类文献的必要检索。特别是对于更偏向理论研究或技术前沿的技术方案，应当优先、重点检索非专利文献。

对于中文非专利文献的检索，最常用的检索工具包括中国知网（https：//www. cnki. net）和万方数据知识服务平台（https：//c. wanfangdata. com. cn/

periodical）。对于学术论文的收录，万方中国学位论文全文数据库和中国知网中国优秀博硕士学位论文全文数据库的资源并不完全相同，因此，当需要检索学位论文时，两个数据库需要同时使用。对于外文非专利文献的检索，首选的检索系统为 Web of Science。

3. 特色检索资源

在检索过程中，对于医药领域的医生而言，专利文献中可能存在大量的化学结构式，另外，中药类专利文献中可能存在多种中药材名称。因此，传统数据库的简单检索、导航检索、高级检索等可能无法满足这些特殊领域的检索要求，需要具有各类特色检索功能的数据库提供技术支撑。表 4-3 列出了针对化学结构式和中药类专利文献常用的特色专利检索资源。

表 4-3　常用的特色专利检索资源

检索资源	检索平台	检索功能
化学结构式检索资源	科技信息网络（STN）平台（https：//stnweb. cas. org）	医药、高分子、材料领域的化学结构式检索，同时支持图形检索
中药检索资源	中国中药专利数据库及其检索系统（CTCMPD）	中药材名称的多文种检索、同义词检索等，同时支持包含多种中药材名称的方剂的相似性检索

掌握"怎么样检索"

大家在网购时应该都用过各种购物软件，我们想购买何种商品，就在购物软件的搜索框中输入相应的检索要素，表达出我们的购买需求，并从大量商品中挑选出符合我们购买需求的目标商品。

专利检索也是同样的道理，我们要想获得某个目标文件，首先需要确定检索内容，也就是这个检索要素该怎么选。然后在前文介绍的专利检索平台中，将检索要素输入相应的搜索框中，将目标专利文献从大量的专利文献中挑选出来，检索要素确定得越精准，命中目标专利的概率就越大。

1. 检索要素的表达

不难看出，要想获取目标专利文献，首先也是最重要的，就是确定检索要素。检索要素的表达主要有关键词和分类号两种形式。

（1）关键词。

关键词对应的是技术术语，如断钉、绷带、利器盒等，其涉及的技术层面通常较为广泛，且随着技术的更新，关键词的变化较快，对于新兴的技术，特别是还没有准确分类号的技术领域，检索要素的表达以关键词为首选。

由于医生在撰写专利申请文件时，语言表达方式具有多样性，在检索中需要对关键词进行扩展以确保检索的全面性。

关键词的扩展方式主要包括形式扩展（包括单词、词组和句子的扩展）、意义扩展（包括同义词、近义词、反义词的扩展以及上下位概念的扩展）和角度扩展（包括技术手段、技术问题、技术效果、用途等方面的扩展）。例如，对"心脏病"一词进行检索，除了直接检索关键词"心脏病"，还可将其适当扩展为冠心病、高血压、心肌、心梗、心肌梗死、心律失常、心悸、心衰等；对"肿瘤"一词进行检索，可将关键词适当扩展为癌症、癌变、病变、病灶、化疗、放疗、免疫治疗等。

（2）分类号。

分类号具有专业性和较大的确定性，其能够不受限于语言、图形、专业术语的表达障碍，对于较成熟的技术领域，首选以分类号为检索要素。

目前，国内发明和实用新型专利文献都采用国际专利分类表（IPC）进行分类，国际专利分类表按照技术主题设置类目，分类表采用等级结构，把整个技术领域按降序依次分为五个不同的等级，同样的技术主题通常归在分类表的同一分类位置上。

IPC分类表中的五个等级依次为部、大类、小类、大组、小组，其中部有八个，分别为 A 部（人类生活必需）、B 部（作业；运输）、C 部（化学；冶金）、D 部（纺织；造纸）、E 部（固定建筑物）、F 部（机械工程；照明；加热；武器；爆破）、G 部（物理）以及 H 部（电学），对应于八大不同领域。

关于分类号的解读，以 IPC 分类号 A61B17/16 为例，其属于 A 部（人类生活必需）、A61 大类（医学或兽医学；卫生学）、A61B 小类（诊断；外科；鉴定）、A61B17/00 大组（外科器械、装置或方法，例如止血带）、A61B17/16 小组（碎骨器；骨钻或骨凿；环钻）。

医疗领域专利相关的分类号主要集中在 A61 大类及其所包含的小类和下位点组中。此外，少部分与医用检测相关的分类号位于 G01N33/00 小组中。其中，A61 大类及其包含的小类所涉及的分类号及其含义如表 4 - 4 所示。

表 4 - 4 A61 大类及其包含的小类所涉及的分类号及其含义

分类号	含 义
A61	医学或兽医学；卫生学
A61B	诊断；外科；鉴定（分析生物材料入 G01N，如 G01N33/48）
A61C	牙科；口腔或牙齿卫生的装置或方法（不带驱动的牙刷入 A46B；牙科制品入 A61K6/00；清洁牙齿或口腔的配制品入 A61K8/00，A61Q11/00）
A61D	兽医用仪器、器械、工具或方法
A61F	可植入血管内的滤器；假体；为人体管状结构提供开口、或防止其塌陷的装置，例如支架；整形外科、护理或避孕装置；热敷；眼或耳的治疗或保护；绷带、敷料或吸收垫；急救箱（假牙入 A61C）
A61G	专门适用于病人或残疾人的运输工具、专用运输工具或起居设施（辅助病人或残疾人步行的器具入 A61H3/00）；手术台或手术椅子；牙科椅子；丧葬用具（尸体防腐剂 A01N1/00）
A61H	理疗装置，例如用于寻找或刺激体内反射点的装置；人工呼吸；按摩；用于特殊治疗或保健目的或人体特殊部位的洗浴装置（电疗法、磁疗法、放射疗法、超声疗法入 A61N）
A61J	专用于医学或医药目的的容器；专用于把药品制成特殊的物理或服用形式的装置或方法；喂饲食物或口服药物的器具；婴儿橡皮奶头；收集唾液的器具

续表

分类号	含　义
A61K	医用、牙科用或化妆用的配制品（专门适用于将药品制成特殊的物理或服用形式的装置或方法 A61J3/00；空气除臭，消毒或灭菌，或者绷带、敷料、吸收垫或外科用品的化学方面，或材料的使用入 A61L；肥皂组合物入 C11D）
A61L	材料或消毒的一般方法或装置；空气的灭菌、消毒或除臭；绷带、敷料、吸收垫或外科用品的化学方面；绷带、敷料、吸收垫或外科用品的材料（以所用药剂为特征的机体保存与灭菌入 A01N；食物或食品的保存，如灭菌入 A23；医药、牙科或梳妆用的配制品入 A61K）
A61M	将介质输入人体内或输到人体上的器械（将介质输入动物体内或输入到动物体上的器械入 A61D7/00；用于插入棉塞的装置入 A61F13/26；喂饲食物或口服药物用的器具入 A61J；用于收集、贮存或输注血液或医用液体的容器入 A61J1/05）；为转移人体介质或为从人体内取出介质的器械（外科用的入 A61B，外科用品的化学方面入 A61L；将磁性元件放入体内进行磁疗的入 A61N2/10）；用于产生或结束睡眠或昏迷的器械
A61N	电疗；磁疗；放射疗；超声波疗（生物电流的测定入 A61B；将非机械能转入或转出人体的外科器械、装置或方法入 A61B18/00；一般麻醉用器械入 A61M；白炽灯入 H01K；红外加热辐照器入 H05B）
A61P	化合物或药物制剂的特定治疗活性
A61Q	化妆品或类似梳妆用配制品的特定用途

　　获取分类号的方法主要包括根据待检索技术方案的技术领域查找 IPC 分类表进行提取，以及从相关文献（如同族文献、引证文献、现有技术文献）的公开或公告文本中提取。此外，医生可以登录国家知识产权局官方网站的中国专利公布公告模块（http：//epub. cnipa. gov. cn/Ipc）进行 IPC 分类号及其含义的查询，如图 4 - 18 所示。

　　医生可在搜索框中输入已知的分类号，并选中搜索框下方的"输入分类号查含义"，对分类号的含义进行查询。如图 4 - 19 所示，我们输入分类号"A61B17/16"，可获知其含义为"碎骨器；骨钻或骨凿；环钻"。

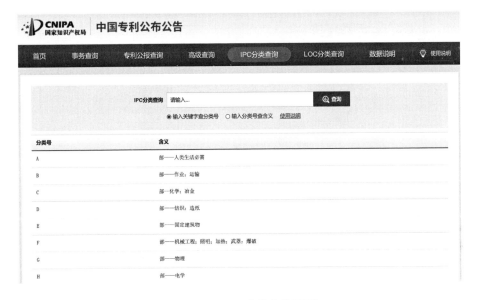

图 4 – 18　IPC 分类查询界面

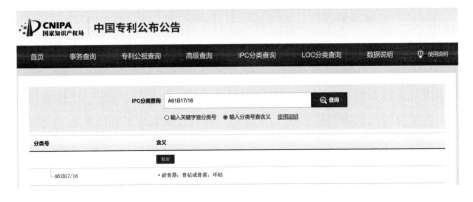

图 4 – 19　"输入分类号查含义"示意图

　　医生还可在搜索框中输入关键词，并选中搜索框下方的"输入关键字查分类号"，对与该关键字相关的分类号进行查询。如图 4 – 20 所示，我们输入关键字"骨钻"，可获得含义中包含"骨钻"的两个分类号 A61B17/16 和 A61B17/17。

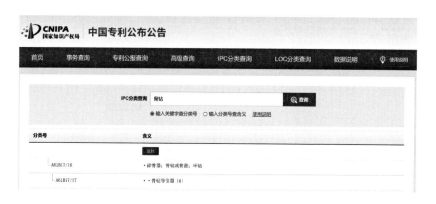

图4-20 "输入关键字查分类号"示意图

除了上述介绍的通过登录国家知识产权局官方网站的中国专利公布公告模块进行 IPC 分类号及其含义的查询,在本章后文"高级检索'三步法'"中,医生也可以借助高级检索界面查询 IPC 分类号及其含义,具体查询方式在后文详述。

(3)其他检索要素。

上述提及的关键词和分类号,均是从技术方案的角度出发来进行检索要素的表达。在实际研发过程中,医生除了专注于自身的科技创新,可能还会重点关注某些医院及同领域某些医生的科研近况,因此,在检索平台中,医生还可以通过检索申请人、发明人的方式来获取其相关的专利文献。

2. 检索要素的选取

检索要素的选取主要结合以下两个部分,一个是技术主题,另一个是关键的技术手段。

以案例4-2"断钉取出器"为例,其技术主题是断钉取出器,也就是"如何把断裂的螺钉从骨质中取出来",其所采用的关键技术手段是"设置一个空心圆环形的钻头,利用这个空心圆环形的钻头来切削断钉周围的骨质"。

以关键词的表达为例,从技术主题中提取到的关键词是"断钉"和"取出",从关键技术手段中提取的关键词是"钻头"。这两部分是并列的关系,在检索的时候使用字符"and"来连接,即最后确定的检索要素为"断钉 and 取出 and 钻头"。

以 IPC 分类号的表达为例，其往往需要结合关键词进行表达。对于技术主题中的"取出器"的表达，我们可以选取 IPC 分类号"A61B17/92"，其含义为"打入器或取出器，如用于取出髓内装置的"，由此，我们可以将技术主题对应的检索要素确定为"A61B17/92"和"断钉"。最终确定的检索要素为"A61B17/92 and 断钉 and 钻头"。

此外，对于技术主题中的"取出器"和对应关键技术手段的"钻头"，我们也可以选取 IPC 分类号"A61B17/16"进行表达，其含义为"碎骨器；骨钻或骨凿；环钻"。最终确定的检索要素为"A61B17/16 and 断钉"。

由此，对于案例 4-2"断钉取出器"，可以获取到检索要素的以下三种表达方式：

（1）"关键词"表达：断钉 and 取出 and 钻头。

（2）"关键词 + 分类号"表达一：A61B17/92 and 断钉 and 钻头。

（3）"关键词 + 分类号"表达二：A61B17/16 and 断钉。

3. 高级检索"三步法"

在确定了检索要素之后，需要登录专门的专利检索平台进行专利检索。

我们以国家知识产权局官方网站的专利检索及分析平台为例，在浏览器中输入网址 https：//pss - system. cponline. cnipa. gov. cn/conventionalSearch，可以进入如图 4-21 所示的专利检索及分析平台界面。

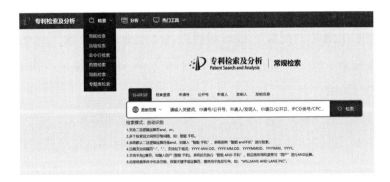

图 4-21　专利检索及分析平台界面

单击"检索"下拉菜单中的"高级检索"模块，进入图 4 – 22 所示的"高级检索"界面。

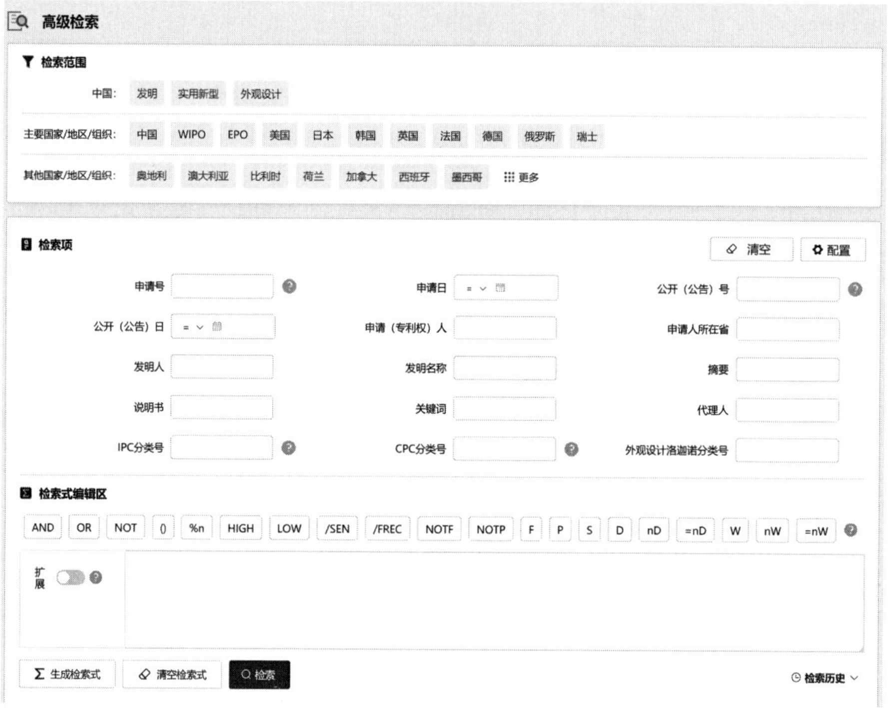

图 4 – 22 "高级检索"界面

如图 4 – 22 所示，高级检索界面主要有三个功能区，分别是"检索范围""检索项"和"检索式编辑区"。其中，"检索项"功能区中所展示的多个检索字段初始为默认设置，其可以根据自身需求进行重新配置，单击该功能区右上角的"配置"按钮即可进入"设置检索字段"界面。例如，在"设置检索字段"界面中勾选"关键词"，可将其添加至"检索项"功能区中进行展示。

在高级检索界面，我们通过"三步法"进行专利检索。

第一步：进行"检索范围"的筛选，也就是明确在哪个数据库中进行检索。

如图 4 – 23 所示，在最上方的"检索范围"功能区中选择想要检索的专利文献的国别，一般情况下选择中国的发明和实用新型即可，同时也要注意在国外数据库中进行相应的补充检索。

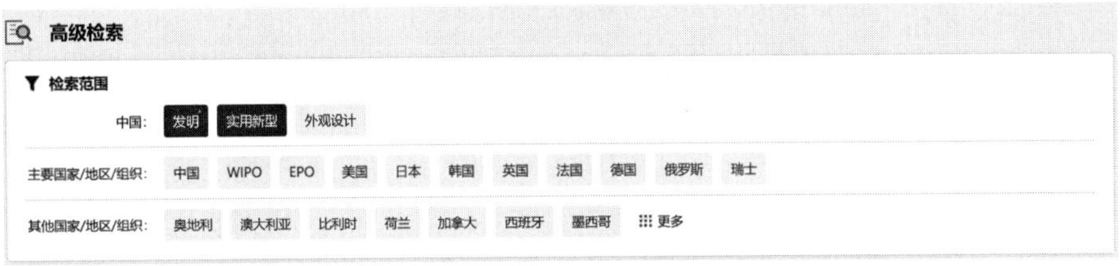

图 4 – 23　"高级检索"界面中"检索范围"功能区

第二步：编辑检索项。

在本章前文"检索要素的选取"中，对于案例 4 – 2"断钉取出器"，我们确定的检索要素有以下三种：

（1）"关键词"表达：断钉 and 取出 and 钻头。

（2）"关键词 + 分类号"表达一：A61B17/92 and 断钉 and 钻头。

（3）"关键词 + 分类号"表达二：A61B17/16 and 断钉。

在图 4 – 22 中找到"检索项"功能区，在"关键词"和/或"IPC 分类号"后面的输入框中输入确定的检索要素。

其中，"关键词"输入栏意味着在专利文献的标题、摘要、权利要求中同时进行检索内容的搜索。当采用"关键词"输入栏搜索获得的检索结果较少时，还要注意在"说明书"输入栏中进行补充检索。

针对第一种检索要素"断钉 and 取出 and 钻头"，可以在"关键词"后面的输入框中输入"断钉 and 取出 and 钻头"，如图 4 – 24 所示。

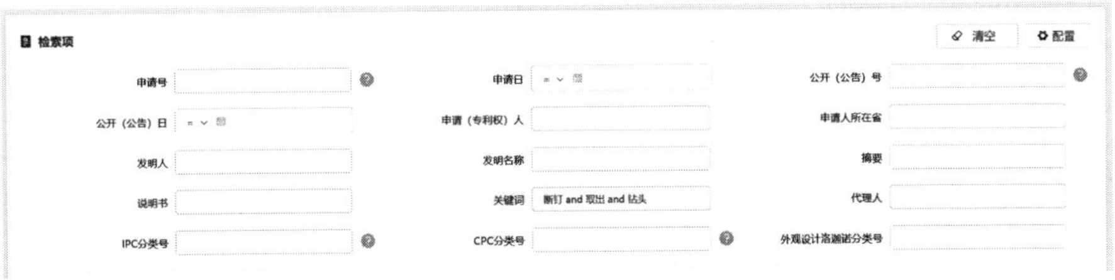

图 4 – 24　第一种检索要素的编辑界面

针对第二种检索要素"A61B17/92 and 断钉 and 钻头",可以在"IPC
分类号"后面的输入框中输入"A61B17/92",并在"关键词"后面的输入
框中输入"断钉 and 钻头",如图 4－25 所示。

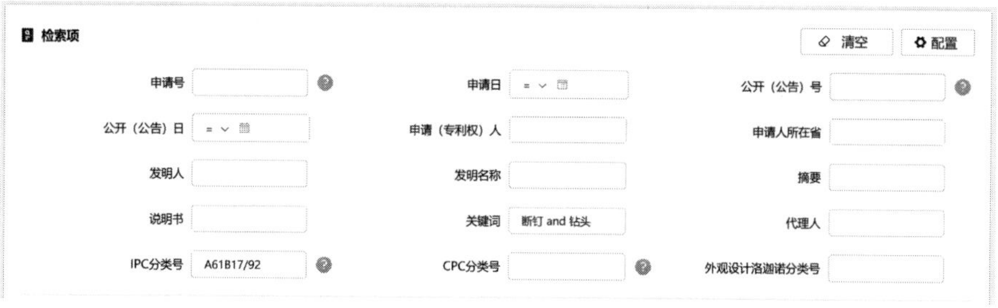

图 4－25　第二种检索要素的编辑界面

针对第三种检索要素"A61B17/16 and 断钉",可以在"IPC 分类号"
后面的输入框中输入"A61B17/16",并在"关键词"后面的输入框中输入
"断钉",如图 4－26 所示。

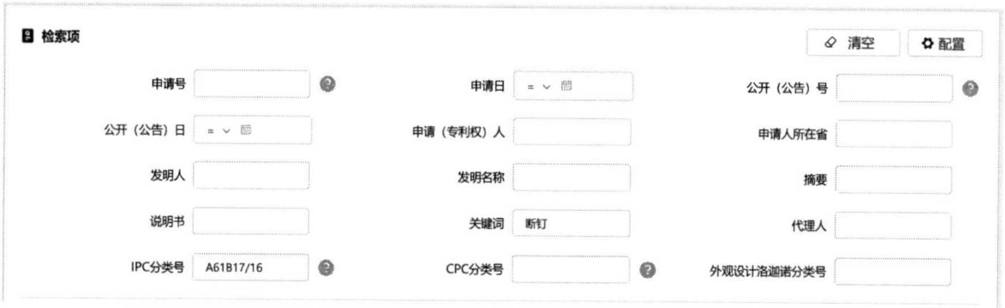

图 4－26　第三种检索要素的编辑界面

如图 4－26 所示,在"IPC 分类号"输入框后侧有"❓"按钮,单击
"❓"按钮,将出现图 4－27 所示的对话框,通过单击"输入分类号查含
义"或"输入关键词查分类号",并在后方输入框中输入相应的分类号或关
键词,可同样对 IPC 分类号及其含义进行查询。

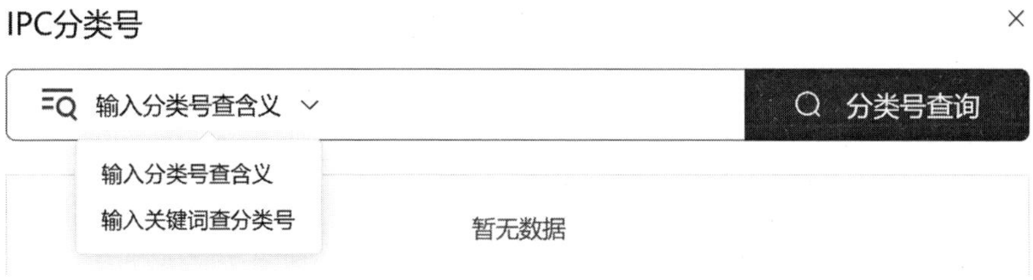

图 4 – 27 "高级检索"界面中 IPC 分类号及含义查询对话框

第三步：确认检索。

如图 4 – 28 所示，在"检索项"功能区完成编辑后，单击最下方的"检索"按钮进行检索。

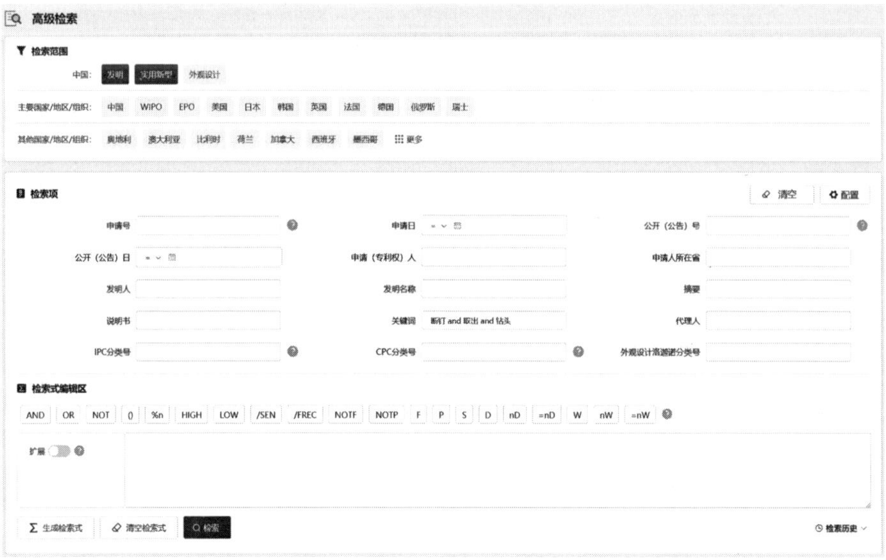

图 4 – 28 "高级检索"界面（"检索项"功能区已完成编辑）

单击"检索"按钮之后，就进入到检索结果的界面，如图 4 – 29 所示。在检索结果界面，我们可以获取到待浏览列表，检索到的专利文献可以列表、图文等形式进行展示，其包含公开号、申请号、申请日、发明名称、申请人、摘要、主权利要求、著录项目、IPC 分类、CPC 分类、法律状态、同族、引证、被引证等信息。

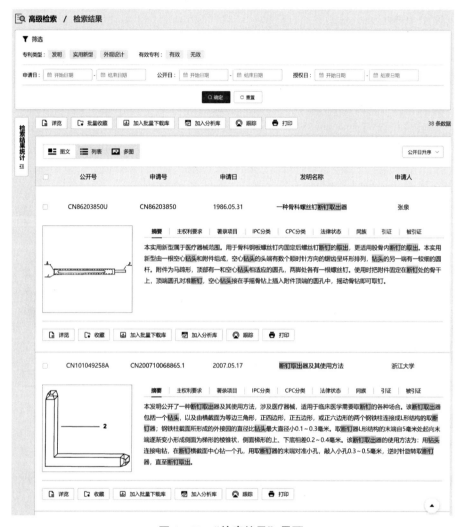

图 4 – 29 "检索结果"界面

注：笔者的检索时间为 2023 年 10 月 15 日。

　　如果我们比较关注其中某一篇专利文献，可以单击这篇专利文献下方的"详览"按钮，获取这篇专利文献的全文信息，如图 4 – 30 所示。

　　单击左侧"文献浏览列表"中相应专利文献下方的"下载"按钮，或者在"全文图像"的展示页面中单击上方的"🖻"图标，可以将专利文献的 PDF 文件下载下来。

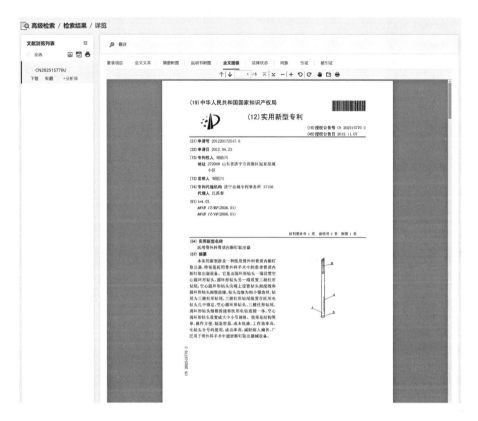

图 4-30　"详览"界面

4. 阅读专利文献

在阅读专利文献时，很多医生表示专利文献中的图多、元件多，理解起来非常困难，花费的时间也比较长。有些专利文献撰写得确实比较冗长，对于医生而言，存在着很大的阅读困难。

这里提出一个简单粗略式的阅读方法。

（1）直接看专利文献的"具体实施方式"部分，并对照"具体实施方式"部分的附图进行理解。

（2）当文字中存在大量法律术语，如"所述""优选"时，可直接忽略这些法律术语。

（3）如果在一个技术特征前或后加了长段的技术效果描述，可以先忽略这些技术效果，待理清主体结构之后，再通过这些技术效果对技术特征进行辅助理解。

（4）当一个技术特征在后文中存在更详尽的描述时，可以直接阅读后文的详尽描述而忽略前文。

我们以中国实用新型专利CN213787517U（一种新生儿女婴尿标本留取袋）为例，其结构示意图如图4-31所示，说明书"具体实施方式"部分中公开了以下技术内容。

一种新生儿女婴尿标本留取袋，包括固定部1和尿液收集袋2，所述固定部1和尿液收集袋2为分体式设计，通过导管3连接，不易受压，便于观察；所述固定部1上表面设置防止尿液渗漏的防漏层11和与皮肤固定的粘胶区12，所述防漏层11中部设置有与婴儿尿道对接的导尿口111，所述导尿口111与固定部1底面的导管3连通，引导尿液进入导管3内，所述粘胶区12为双环状设计，分为粘胶内环121和粘胶外环122，所述粘胶内环121阻隔尿液浸入粘胶外环122，所述固定部1的上表面覆盖有离型膜，能够保护固定部1上表面不被污染；所述导管3在与尿液收集袋2的连接处扩张成球囊31，所述球囊31内设置棉球，能够过滤通过棉球的尿液中混杂的粪便；所述尿液收集袋2上设置有容量刻度线22方便观察和记录婴儿的排尿量，尿液收集袋2底端设置有带盖的排尿口21，方便收集的尿液导入检测盒，所述尿液收集袋2的底面为两侧向中部倾斜的设计，能够让尿液完全排出不残留在袋内。

使用时，将婴儿外阴部周围皮肤用温水擦洗干净，待干后，将固定部的离型膜撕下，将粘胶区12贴在擦净区域，将尿液收集袋2放置在不易压迫的区域。婴儿排尿后尿液从导尿口111流经导管3进入尿液收集袋2，尿液中的粪便在流过导管3出口处的棉球时被过滤阻挡。本实用新型能避免尿液外漏，方便观察婴儿是否排尿，过滤尿液中混杂的粪便后不影响检测结果，能减少粘胶面积，降低揭下时造成的痛感，同时能够防止粘胶遇尿液黏性失效。

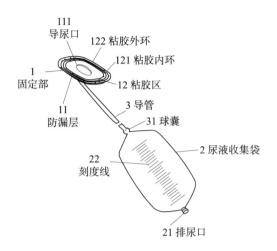

图4-31　尿标本留取袋的结构示意图

　　按照前述阅读方法对上述"具体实施方式"部分的技术内容进行简单改写，可得到如下技术方案。

　　尿标本留取袋包括固定部1和尿液收集袋2，固定部1和尿液收集袋2为分体式设计，通过导管3连接；固定部1上表面设置防漏层11和粘胶区12，防漏层11中部设置有导尿口111，导尿口111与固定部1底面的导管3连通；粘胶区12为双环状设计，分为粘胶内环121和粘胶外环122；导管3在与尿液收集袋2的连接处扩张成球囊31，球囊31内设置棉球；尿液收集袋2上设置有容量刻度线22；尿液收集袋2底端设置有带盖的排尿口21。

　　如此，能够帮助医生更迅速地了解专利文献中所涉及的主体结构，节省阅读时间。

检索操作中的常见问题及解决方法

> 检索到的专利文献量为零
>
> 检索到的专利文献量太少
>
> 检索到的专利文献量太多

在本章前文"掌握'怎么样检索'"的"高级检索'三步法'"这一部分中，我们以国家知识产权局官方网站的专利检索及分析平台为例，简单阐述了如何利用其高级检索功能进行专利检索。

但对于没有接触过或已经尝试过专利检索的医生而言，由于缺乏足够的检索经验，在利用检索工具进行专利检索时，或多或少都会遇到一些问题，使检索操作无法顺利进行。

在本节中，我们仍以国家知识产权局官方网站的专利检索及分析平台为例，列举专利检索中的常见问题，并给出相应的解决方法，以期帮助医生尽快熟悉检索系统和检索步骤，使专利检索真正成为辅助医生进行科技创新的有力工具。

检索到的专利文献量为零

在进行专利检索时，有时在检索结果界面会显示"暂无检索数据"，如图4-32所示。此时，先不要盲目认为自己的技术构思独一无二，没有被任何专利文献所公开。出现此类检索结果，很可能是因为检索步骤存在失误，需要返回高级检索界面进行检查修正。

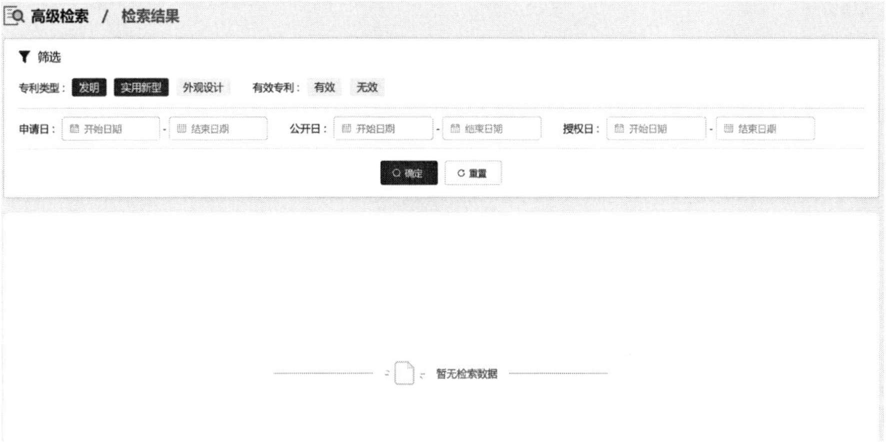

图 4 – 32 检索结果显示"暂无检索数据"

1. 正确使用检索算符

不同的检索平台有其特殊的检索规范，在进行专利检索时，需提前了解相应的检索规范，正确使用检索算符进行检索式的表达。

如图 4 – 33 所示，在高级检索界面的"检索式编辑区"功能区，列举了经常使用的一系列检索算符，包括常用的布尔运算符 AND、OR、NOT 等（该系统支持布尔运算符大小写），单击检索算符右侧的"❓"按钮，可以进入"帮助中心"界面，如图 4 – 34 所示。

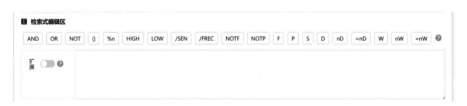

图 4 – 33 "检索式编辑区"功能区

在"帮助中心"界面中，给出了四个常用文件，分别为《用户手册——检索功能》《用户手册——分析功能》《用户手册——个人中心及辅助功能》以及《检索算符介绍》，单击相应的文件可进行 PDF 文件浏览。医生可以通过阅读《检索算符介绍》，了解常用检索算符及操作命令。

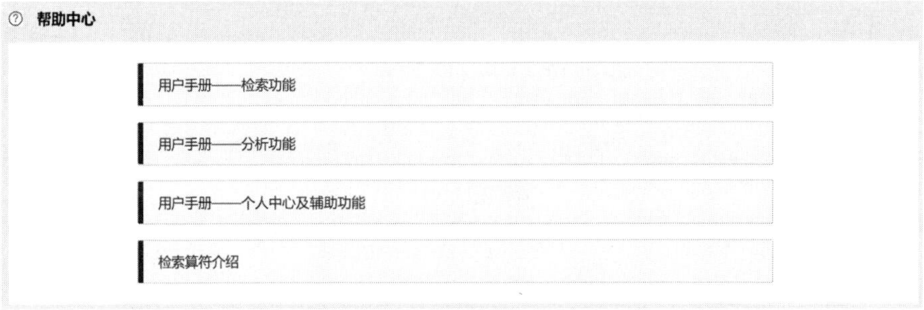

图 4 – 34　"帮助中心"界面

对于检索算符的使用及检索式的表达，有以下几点需要特别注意。

（1）用 and、or、not 等检索算符单独连接多个检索词时，在检索算符前后需用空格间隔，如"断钉 and 取出 and 钻头"或"取出 or 去除 or 移除"；若不加空格进行间隔，如"断钉and取出and钻头"，将导致检索结果为"暂无检索数据"。

（2）用 and、or、not 等检索算符同时连接多个检索词时，注意使用括号区分优先级，且括号内仅允许使用同一种检索算符，如"（断钉） and （取出 or 去除 or 移除） and （钻头）"；若不使用括号进行优先级的区分，如"断钉 and 取出 or 去除 or 移除 and 钻头"，将导致无检索结果，并提示"同级算符必须一致"。

（3）括号的使用需前后匹配，特别是在检索式的表达比较长时，更应注意括号的使用数量。若括号数目不匹配，如"（（断钉） and （取出 or 去除 or 移除） and （钻头）"，将导致无检索结果，并提示"检索表达式中括号不匹配"。

2. 填写正确的检索项

检索项输入框中的内容填写是否正确，也会直接影响检索结果的有无。在高级检索界面中，每一个检索项后都有其需要遵守的填写规则。

以检索项"IPC 分类号"为例，在填写检索内容时需要注意以下几点。

（1）"IPC 分类号"输入框中仅可填写 IPC 分类号，不能填写检索词，否则将导致检索结果为"暂无检索数据"。

（2）"IPC分类号"中分类号的级别可填写至部、大类、小类、大组和小组，例如，可在输入框中填写"A"（部）、"A61"（大类）、"A61B"（小类）、"A61B17/00"（大组）或"A61B17/16"（小组）。

在填写大组或小组时，注意不要省略分类号中的"/"，即不可将"A61B17/00"填写为"A61B1700"，不可将"A61B17/16"填写为"A61B1716"，否则将导致检索结果为"暂无检索数据"。

（3）在专利检索及分析平台中，字母D、F、P、S、W是系统检索运算符关键字，当对这些字母进行检索而非将其用作运算符时，需要添加双引号（半角）进行转义。

例如，若想检索D部这一IPC分类号，在"IPC分类号"检索项后的输入框中需填写使用半角双引号标引的字母D，即"D"。若仅输入字母D，将导致无检索结果，并提示"输入的检索式格式错误，请更正后重新输入"；若字母D用全角双引号标引，将导致检索结果为"暂无检索数据"。

以上是针对国家知识产权局官方网站的专利检索及分析平台中的部分检索规则进行举例。实际上，如前文所列举的专利数据库和非专利数据库，每个数据库都有自己的检索规则，只有严格按照检索规则进行操作，才能得到检索结果。

检索到的专利文献量太少

在进行专利检索时，有时显示的检索结果数量仅为个位数，或者检索结果与自己的预期目标文献完全不相关。此时，提醒医生还是先从自己的检索思路、检索技巧上寻找解决问题的突破口，通过适当调整检索思路、改进检索技巧，对检索结果进行检查修正。

1. 在其他检索项中补充检索
本章前文"掌握'怎么样检索'"中在介绍"高级检索'三步法'"时提到，对于第二步"编辑检索项"，建议大家在"关键词"和/或"IPC分类号"后面的输入框中输入确定的检索要素。其中，使用"关键词"输入框意味着在专利文献的标题、摘要、权利要求中同时进行检索内容的搜索。

在"高级检索"界面中，如图 4 - 35 所示，除了"关键词"输入框，还配置有"发明名称""摘要""权利要求""说明书"等输入框，其表示分别在专利文献的标题、摘要、权利要求和说明书中进行检索内容的搜索。

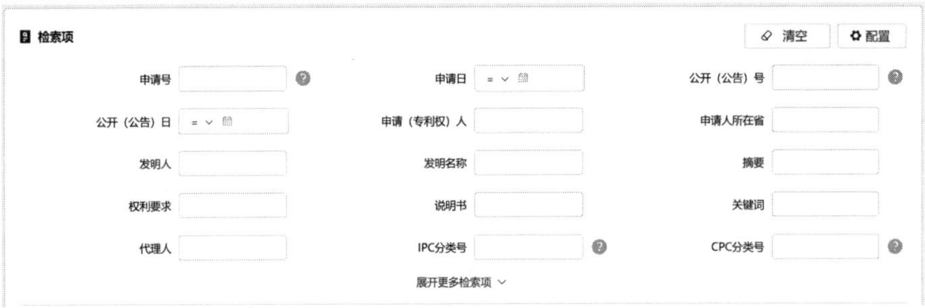

图 4 - 35 "高级检索"界面"检索项"功能区

可以预见，选择在"关键词"输入框中进行检索项的编辑，相比单独在"发明名称"或"摘要"或"权利要求"输入框中进行检索项的编辑，获得的检索结果数量更多；而选择在"说明书"输入框中进行检索项的编辑，相比在"关键词"输入框中进行检索项的编辑，获得的检索结果数量更多。

出于阅读非专利文献（例如论文、期刊文章等）的惯性，医生可能会认为仅关注专利文献的发明名称或者摘要，就可以获取自己想要的专利信息。然而，不同于非专利文献，专利文献的很多关键信息往往蕴藏在其说明书及权利要求书中。特别是对于医生比较关注的涉及自己发明构思的内容，在其他专利文献中可能并不作为保护重点，而仅在说明书某个段落中提及。此时，如果我们仅以"发明名称"或者"摘要"作为检索入口，则很可能会遗漏这些专利文献，而往往这些专利文献对医生发明构思的意外公开，会成为影响专利授权的关键。

因此，在进行专利检索时，笔者推荐大家首先使用"关键词"输入框进行检索项的编辑，当检索结果数量较少时，选择"说明书"输入框进行补充检索，以防止漏检。当然，医生也可以选择以"发明名称"或者"摘要"作为检索入口，对专利文献进行初步筛选。但当发现检索结果较少或者不相关时，要优先考虑在其他检索项中进行补充检索，而不是直接终止检索。

2. 扩展关键词和分类号

本章前文"掌握'怎么样检索'"中在介绍"检索要素的表达"时，主要提及了关键词和分类号两种表达形式。

对于关键词的表达，由于医生在撰写专利申请文件时，语言表达方式具有多样性，在检索中需要对关键词进行扩展以确保检索的全面性。关键词的扩展方式主要包括形式扩展（包括单词、词组和句子的扩展）、意义扩展（包括同义词、近义词、反义词的扩展以及上下位概念的扩展）和角度扩展（包括技术手段、技术问题、技术效果、用途等方面的扩展）。通常情况下，使用最多的是意义扩展，即进行同义词、近义词、上下位概念的扩展等。

例如，在案例 4-2 "断钉取出器"中，对于"取出"一词的撰写，可能使用"去除""拔出""拔除"等词替代，对于"断钉取出器"主体结构中的钻头，他人还可能用"环钻""刀头"等名称代替。因此，在进行专利检索时，当发现检索结果较少或者不相关时，也需考虑对于技术特征的语言表达是否恰当，并对提取的关键词进行适度扩展。

对于分类号的表达，在进行专利文献的分类时，同样的技术主题通常归在分类表的同一分类位置上，而一篇专利文献可能涵盖不止一项技术主题，因此，其在分类表中可能同时对应多个分类号。

例如，在案例 4-2 "断钉取出器"中，我们既可以选取 IPC 分类号"A61B17/92"（含义为"打入器或取出器，如用于取出髓内装置的"）对"取出器"这一技术主题进行表达，也可以选用 IPC 分类号"A61B17/16"（含义为"碎骨器；骨钻或骨凿；环钻"）对"使用钻头的取出器"这一技术主题进行表达。因此，在进行专利检索时，当发现检索结果较少或者不相关时，也需考虑对于分类号的选取是否恰当，分类号的拓展是否充分。

3. 拓展技术领域

由于医生分属不同科室，且各科室之间医生所诊断治疗的疾病类型、所面对的具体医疗场景、所接触使用的医疗器械存在较大差异，因此，在进行技术创新时，医生通常从自己所涉及的具体技术领域出发，对某一医疗场景中发现的技术问题提出改进方案。

在进行专利检索时，医生往往也会密切关注和重点检索与自己的发明创造所属技术领域完全相同的专利文献，而容易忽视那些技术领域不同甚至相差较大的专利文献。特别是对于产品结构类的发明创造，在专利文献中，往往蕴藏着结构完全相同但具体应用领域（具体适用场景）存在差异的产品改进，需要医生在提交专利申请前引起重视。

假如我们想设计一种用于胫骨高位截骨的克氏针定位装置，利用该克氏针定位装置在胫骨部位植入两根相互平行的克氏针，以确定截骨平面。按照本章前文"掌握'怎么样检索'"中介绍的"高级检索'三步法'"内容，在提交专利申请前可以尝试对该技术构思进行专利检索。

在提取检索要素时，相信很多医生会考虑使用关键词"胫骨高位截骨 and 克氏针 and 定位"，其中，"胫骨高位截骨"是该克氏针定位装置具体的技术领域和适用场景，大家会认为"胫骨高位截骨"作为技术创新的起点和基础，在进行专利检索时是不可或缺的检索内容。

我们选取"胫骨高位截骨 and 克氏针 and 定位"作为检索要素，在高级检索界面中的"关键词"输入框中进行检索，获得 28 条检索结果，随后在"说明书"输入框中进行补充检索，获得 76 条检索结果。❶ 对检索结果进行浏览，并未发现技术构思相似的专利文献。那么我们是否可以直接提交专利申请了呢？

相信很多医生的检索过程也会止步于此，并准备申请专利了。

设想一下，对于这种用于确定截骨平面的克氏针定位装置，在实际手术应用场景中，其既可能应用于胫骨高位截骨，也可能应用于患者其他部位（例如股骨、髋关节、踝关节）的截骨。在技术创新过程中，我们可以从具体的手术应用场景出发去解决其存在的技术问题，但在专利检索过程

---

❶ 笔者的检索时间为 2023 年 10 月 15 日，后同。

中，如果我们仅局限于具体的手术应用场景，将检索范围限制在某一具体的技术领域（例如"胫骨高位截骨"），在很大程度上会导致我们遗漏相关的专利文献。

因此，在前述确定检索要素为"胫骨高位截骨　and　克氏针　and　定位"的基础上，我们对其手术适用场景进行适度的拓展，将"胫骨高位截骨"调整为"截骨"，即重新确定检索要素为"截骨　and　克氏针　and　定位"。结果显示，在高级检索界面中的"关键词"输入框中进行检索，得到 177 篇专利文献，在"说明书"输入框中进行补充检索，得到 534 篇专利文献。两种检索要素的检索结果对比见表 4－5。可以看到，检索结果增加了一个数量级，其中就可能存在公开了我们技术构思的专利文献。

表 4－5　两种检索要素的检索结果对比

检索要素	"关键词"输入框中的检索结果数量	"说明书"输入框中的检索结果数量
胫骨高位截骨　and　克氏针　and　定位	28	76
截骨　and　克氏针　and　定位	177	534

由此可见，在检索过程中对技术领域（即具体的手术应用场景）进行适度拓展，可以帮助医生更加全面地了解和获取与自己的技术构思相关的现有技术，避免因技术领域限缩导致的遗漏。

检索到的专利文献量太多

在进行专利检索时，有时显示的检索结果数量为上百篇甚至上千篇，在这些专利文献中寻找目标文献犹如大海捞针，严重影响了阅读效率。对于医生而言，也极度消耗了精力和时间，打击了学习和研究专利检索的信心。此时，我们同样可以从检索思路和检索技巧上寻找解决问题的突破口，以缩减专利文献的阅读量，降低检索噪声。

1. 适当增加检索要素

本章前文"掌握'怎么样检索'"中在介绍"检索要素的选取"时提到，检索要素的选取主要结合以下两个部分，一个是技术主题，另一个是关键的技术手段。

仍然以案例4-2"断钉取出器"为例，其技术主题是断钉取出器，也就是说如何把断裂的螺钉从骨质中取出来，其所采用的关键技术手段就是设置一个空心圆环形的钻头，利用这个空心圆环形的钻头来切削断钉周围的骨质。以关键词的表达为例，从技术主题中提取到的关键词就是"断钉"和"取出"，从关键技术手段中提取的关键词就是"钻头"，最终确定的检索要素为"断钉　and　取出　and　钻头"。在高级检索界面中的"关键词"输入框中进行检索项的编辑，获得的检索结果数量为38，在"说明书"输入框中进行补充检索，获得检索结果129篇。

当然，对于这个检索结果数量而言，医生是有能力进行逐篇阅读和文献筛选的。然而，当检索结果为上百篇甚至上千篇时，或者医生想进一步限缩检索结果时，应该如何操作？

我们可以考虑适当增加检索要素，即在原有检索要素的基础上，适当增加新的检索要素。

对于案例4-2，如前文所介绍的，其所采用的关键技术手段是设置一个空心圆环形的钻头，利用这个空心圆环形的钻头来切削断钉周围的骨质。如图4-36所示，对于断钉取出器的主体结构，除了空心圆环形钻头1，还包括钻尾2、排屑孔3和细锯齿缘4，其中排屑孔3的设置是为了方便排出切削的骨质。

在提取检索要素时，除了我们提及的技术主题"断钉　and　取出"和关键技术手段"钻头"，还可以进一步将"方便排出切削骨

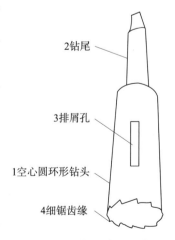

图4-36　断钉取出器示意图

2钻尾

3排屑孔

1空心圆环形钻头

4细锯齿缘

质"的"孔"作为补充检索要素，以期获得与"断钉取出器"主体结构更为相似的目标专利文献。

由此，我们可以将检索要素从"断钉　and　取出　and　钻头"调整为"断钉　and　取出　and　钻头　and　孔"。在高级检索界面中的"关键词"输入框中进行检索项的编辑，获得的检索结果数量为29，排除了9篇专利文献，在"说明书"输入框中进行补充检索，获得检索结果111篇，排除了18篇专利文献。

2. 选择合适的检索项

本章前文"检索到的专利文献量太少"中在介绍通过采用"在其他检索项中补充检索"的方式解决"检索到的专利文献量太少"这一专利检索的常见问题时提到，采用"关键词"或"说明书"输入框进行检索项编辑时，由于"关键词"输入框意味着在专利文献的标题、摘要、权利要求同时进行检索内容的搜索，"说明书"输入框意味着在专利文献的说明书中进行检索内容的搜索，其可能会带来"检索到的专利文献量太多"的问题，影响阅读效率。

当采用"关键词"或"说明书"输入框检索出现专利文献量太多的现象时，医生可以适当调整检索项，仅通过在"发明名称"或"摘要"或"权利要求"等输入框中编辑检索内容，以便仅在专利文献的标题、摘要或权利要求中进行检索内容的搜索，由此可大大降低专利文献的阅读数量。

3. 巧妙使用检索算符

本章前文"掌握'怎么样检索'"中在介绍"检索要素的选取"以及"高级检索'三步法'"时，仅提及了检索算符"and"的使用，检索算符"and"属于布尔运算符，是专利检索时最常使用的检索算符。

在高级检索界面中，除了布尔运算符，检索算符还包含临近运算符、同在运算符、位置运算符/频率运算符、时间运算符、截词运算符。其中，临近运算符包括 D、nD、＝nD、W、nW、＝nW，同在运算符包括 F、P、

S、NOTF、NOTP、NOTS。

本章前文"检索到的专利文献量为零"中在介绍"正确使用检索算符"时提到，医生可以通过"帮助中心"中的《检索算符介绍》文件，了解常用检索算符及操作命令，具体参见图4-33和图4-34。

如表4-6所示，以案例4-2"断钉取出器"为例，对临近运算符和同在运算符中常用的算符进行简单介绍，并将其与使用布尔运算符"and"的检索结果数量进行对比。其中，检索要素在高级检索界面的"说明书"输入框中进行编辑。

表4-6 常用算符及其检索结果数量对比

算符名称	检索要素	算符含义	检索结果数量
and	断钉 and 取出	"与"运算。 检索结果既要求包含"断钉"也要求包含"取出"。在同一专利文献中，"断钉"和"取出"的位置不确定，可能临近，可能在同一句，可能在同一段，也可能在不同段落中	739
nD	断钉 2D 取出	无序临近至多 n 个词，对于检索示例中的"2D"，表示无序临近至多两个词。 检索结果同时包含"断钉"和"取出"，两个词以任意的先后顺序出现，且中间最多有两个字符串分割	376
nW	断钉 2W 取出	有序临近至多 n 个词，对于检索示例中的"2W"，表示有序临近至多两个词。 检索结果同时包含"断钉"和"取出"，两个词以"断钉"在前、"取出"在后的正确顺序出现，且中间最多有两个字符串分割	340
S	断钉 S 取出	同句子。 检索结果中同时包含"断钉"和"取出"，且两个词同时出现在同一个句子（sentence）中	511
P	断钉 P 取出	同段落。 检索结果中同时包含"断钉"和"取出"，且两个词同时出现在同一个段落（paragraph）中	536

通过表4-6可以看出，适当使用nD、nW等临近运算符以及S、P等同在运算符，相较于布尔运算符and，可以大幅缩减检索结果数量，降低专利文献的阅读量。

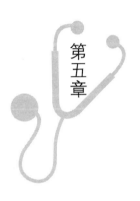

第五章

从审查角度看怎样做
专利真正的主人

引　言

　　经过前面关于创新构思、申请专利、检索的相关介绍，相信不少医生已经摩拳擦掌，觉得自己很多潜在的构思可以申请专利，并且能够在保护阶段提供丰厚的回报了。很多专利代理机构也提供技术交底书编辑等一站式服务，让很多人觉得申请专利是一件很简单的事。但是在这一章，笔者将告诉有初步想法的医生们，先别着急把自己的构思交给专利代理机构，有价值的高质量专利，永远是属于真正琢磨透方案的发明人的。一个真正能够在产业上发挥价值的高质量专利，需要在构思阶段反复打磨，明确发明构思，在撰写专利申请文件时有意识地主次分明，才能够发挥创新的最大价值。

　　笔者作为从事多年审查工作的实质审查员，在这里给出从审查角度看做好高质量专利主人的几个关键因素：从技术交底和构思阶段考虑，撰写的技术交底书和申请文件要明确创新逻辑，确保技术可行；从审查和答复阶段考虑，在撰写申请文件和答复审查意见时要强调创新核心和技术难点，提高授权可能性；从保护和价值挖掘阶段考虑，在撰写时就应当注重保护的深度和广度；此外，医疗相关专利还必须额外注意相关方法的特殊性，掌握医学方法专利的撰写技巧和答复思路。以下就从这四个方面入手，期待能够帮助医生在撰写专利申请文件和与专利代理机构沟通时把握主动性，做好高质量专利的主人。

合格医疗专利的基本要求：构思明确、逻辑清楚

▶ 确保技术构思可实施可重现

▶ 医疗创新本身不能脱离社会需要

▶ 注重医疗创新所思所写一致性

技术构思明确、逻辑清楚是对所有专利的基本要求。作为一份技术资料，呈现给审查员的专利申请文件首先得让专业技术人员读完以后明白这件专利写的产品是怎样的结构和组成、如何发挥作用。如果专利撰写的是方法，需要让人明白这个方法包含哪些步骤，这些步骤之间存在什么逻辑关系，如何起到相应的效果。

很多人觉得做到明确和清楚很简单，撰写的技术交底书很清楚，逻辑也没问题。事实上很多专利没有满足这个基本要求，这样的专利不仅不可能被授权，还会打击发明人的创新积极性，在产业上也没有价值。发生这样的问题，究其原因，一方面是发明人自己没有搞明白构思或者没有把逻辑捋顺，另一方面是医生撰写完技术交底书之后就完全交给了专利代理机构，部分专利代理机构本身的能力有限，或者医生与专利代理机构的沟通不足，导致专利代理机构写出的专利申请文件与医生初始的想法完全不一致。以下就这样的问题给出一些案例供大家参考。

确保技术构思可实施可重现

技术构思明确、逻辑清楚的主要要求就是技术是可行的、可实现的并

且可重现的，如果撰写出的专利申请文件，专业人员阅读后无法明确这个方案是怎么实现的，这样的专利申请文件通常就没有价值。

案例 5 - 1

　　笔者在工作中遇到过这样一件专利申请，要求保护一种消毒喷雾器，其中提到了在生物实验室里进行病原微生物检测、研究时，通常需要进行喷雾消毒，而现有的喷雾消毒瓶缺乏防护罩，在喷雾过程中会扬起气溶胶，容易造成污染。所以，这个专利申请在喷雾器上设置了一个防护罩，能够使防护罩围合成一个密闭空间，防止污染，如图 5 - 1 所示。

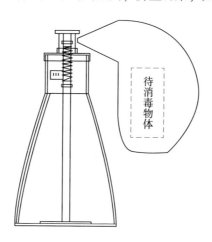

图 5 - 1　消毒喷雾器设想图

　　看到这里，感觉这个问题的发现和起到的效果还是挺好的，特别是在传染病预防越来越受到重视的情况下，如果真的有这样的产品问世，不仅在实验室领域，而且在家用领域，如在收取快递时，应该都能获得很好的推广。所以看到这里，笔者非常好奇这个消毒喷雾器是怎么形成罩体将待消毒物体围合在一个密闭空间的，这也是这个发明构思的核心。

　　继续阅读，关于如何实现围合，这个专利申请文件是这么撰写的：

　　消毒喷雾器包括与喷雾装置可拆卸连接的防护罩4，所述防护罩为锥形，靠近喷头部分的底面的长度小于远离喷头的开口端的长度，开口

端向外卷或者向内卷成为弧边形 10。防护罩的开口端的弧形边 10 内设置有塑料罩卡合机构，该塑料罩卡合机构为一圈弹性机构 11，其设置在防护罩开口端的弧形卷边内，并通过一弹性触发装置 12 与泵头的卡合机构开关 13 连接，在弹性机构 11 上卷绕一层塑料罩 14，当使用者按压泵头的卡合机构开关 13 时，塑料罩 14 在弹性机构 11 的作用下膨胀，与防护罩共同围合成一个密闭空间（见图 5-2）。优选地，该弹性机构 11 为一段环状弹簧。优选地，该弹性触发装置 12 为与环状弹簧相连的、沿弹簧环状结构均匀布置的若干弹性支撑条，例如 2~6 根支撑条，该支撑条与喷头的轴线平行，并连接于消毒瓶瓶身的卡合机构开关 13。优选地，塑料罩 14 为在卷绕状态下具有张力的塑料薄膜，其在卷绕放松状态下能够膨胀，与防护罩共同围合成一个密闭空间，将待消毒物品包围。

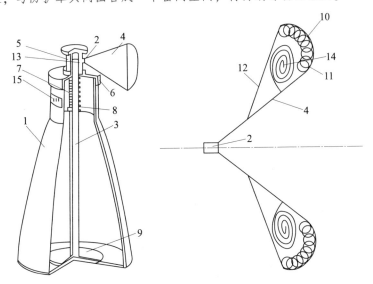

图 5-2 消毒喷雾器结构图

对于专利文献阅读，很多医生说看起来太复杂了，元件多、图也比较多，不好理解。有些专利文献确实比较冗长，这里按照第四章"阅读专利文献"中介绍的方法对原专利申请文件进行改写，得到了下面这个方案。

消毒喷雾器包括与喷雾装置可拆卸连接的锥形防护罩 4，开口端向外卷或者向内卷成为弧形卷边 10。弧形卷边 10 内设置有一圈环状弹簧 11，并通过弹性支撑条 12 与泵头的卡合机构开关 13 连接，在环状弹簧 11 上卷绕一层塑料罩 14，当使用者按压泵头的卡合机构开关 13 时，塑料罩 14 在环状弹簧 11 的作用下膨胀，与防护罩 4 共同围合成一个密闭空间。

所以按照改写后的说明书的撰写，实现合围的关键元件就是喷嘴处设置的这个锥形的防护罩 4 开口端的弧形卷边 10。通过塑料罩卡合机构实现合围。这个塑料罩卡合机构的结构，就是与按压泵头连接的弹性支撑条 12、环状弹簧 11 和塑料罩 14，具体的连接关系按照图 5 - 2 所示，环状弹簧 11 设置在弧形卷边 10 内，弹性支撑条 12 的另一端连接环状弹簧 11，塑料罩 14 设置在环状弹簧 11 内部。

然而，按照这些记载和对图 5 - 2 的分析，塑料罩 14 是分体设置在弧形卷边 10 中的，即便可以通过弹簧让卷起的塑料罩 14 弹出后膨胀，然而各部分塑料罩 14 放松膨胀后与防护罩 4 共同围合成的空间应该是一个类似底部开口的筒状空间，这份专利申请文件没有说明最后形成的开口是怎么合围的，也就是说，实际上这个结构并不能自动形成一个如图 5 - 1 所示的密闭空间。所以实现这个专利申请的核心，至少并没有在这个申请文件里写清楚，也就是说，这个专利申请的逻辑是不清楚的，所以这个专利申请也就不可能被授权。

在审查实践中，类似案例 5 - 1 这种逻辑不清楚的情况屡见不鲜。究其原因，一部分是由于方案本身的缺陷，也就是说发明人自己就没有想清楚怎么实现，只是提交了一个问题和效果，而实现部分交给专利代理机构自行发挥；还有一部分原因是发明人自己想明白了，但是出于无意或者有意保密的心态，没有撰写在技术交底书中，而专利代理机构因为能力有限也没有发现这些问题。而专利的实质是"公开换保护"，也就是说，技术公开的部分，才能够换取公众对公开的技术权利的保护。所以如果选择以专利的形式对创新工作进行保护，那么对于实现功能的技术核心必须清楚地写在申请文件里。

有些人会问，既然技术核心没有写清楚，审查员发了审查意见通知书说明专利申请不清楚或者不能实现，那么是不是可以在答复时把这部分内容补上去呢？对于这个问题，由于专利同时存在一个重要的"禁止反悔"原则，所以后面补入的核心内容又会导致修改超出了原申请文件记载的范围，所以这种修改或者补充也是不允许的。

因此，在递交专利申请文件时，确保所提交的专利申请文件技术可行、逻辑清楚是非常重要的。我们既要重视对专利申请文件内容的要求，也不能忽略对这些要求的时机把握，避免出现不可弥补的错误。

医疗创新本身不能脱离社会需要

在医学领域的专利申请中，还需要特别注意，申请的专利不能违反医学常识和脱离社会需要，这样的专利申请文件即便写出来，也是毫无价值的。

> **案例 5-2**
>
> 本案例要求保护的是一种输液装置，发明人发现现有的重力输液器通常在初始时的滴速比较快，容易造成患者不适或药液浪费，同时进气管、空气过滤装置比较复杂，造成制造工艺成本高，存在各种缺陷。为了解决这些问题，发明人提出了一种新型输液装置。
>
> 参照图 5-3 和说明书，这件专利申请要求保护的是一种医用输液装置，包括储液盒体、隔板 4、导气管 3。
>
> 隔板 4 将储液盒体分成左腔室、右腔室；左腔室的体积大于右腔室的体积；隔板 4 的底部设置有连通孔；导气管 3 的一端口呈漏斗状，导气管 3 穿过隔板 4，端口呈漏斗状的一端位于左腔室的底部，另一端位

于右腔室内；左腔室的顶部设置有加液孔1，所述的加液孔1上设置有可拆卸塞子；所述的右腔室的顶部设置有进气孔2；所述的右腔室的底部设置输液孔5，所述的输液孔5上设置有橡皮塞；还包括瓶塞穿刺器6、滴斗7、流速调节器8、药液过滤器9、输液软管、静脉针10；所述的输液软管的一端设置瓶塞穿刺器6，另一端设置静脉针10；所述的输液软管上设置滴斗、流速调节器、药液过滤器；所述的瓶塞穿刺器6穿过所述的输液孔5；还包括加药管14、海绵球体15；所述的滴斗上设置有加药管14，加药管14设置有可拆卸的盖子；所述的海绵球体15设置在所述的输液软管上面。

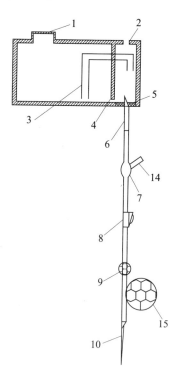

图5-3 输液装置结构图

这件专利申请的工作原理是：向左腔室内加完药液，右腔室内的药液淹没导气管的端口，由于右腔室的体积非常小，因此液位很快就会与右腔室的导气管端口持平，一旦液面高度低于导气管的端口的高度，空气便通过导气管迅速进入左腔室内，左腔室底部处的压强会增大，这时左腔室内的液体会通过连通孔进入右腔室，然后右腔室液位再次淹没导气管端口并且与导气管端口持平，所以右腔室的液面高度几乎一直恒定不变，因此输液孔处的压强是恒定不变的，也由于右腔室的体积非常小，因此在输液最开始很短的时间内，药液就能匀速稳定地滴下。由于专门设置了导气管并且导气管的一端口呈漏斗状，因此空气能够很容易地进入左腔室内，因此即使输液速度很快，右腔室的液面也能够保持恒定。

看似这件专利申请已经解决了要解决的问题，方案也能够实现，但是这就代表这件专利申请没有问题了吗？

我们对这件专利申请的技术方案进行简单的剖析："所述的右腔室的顶部设置有进气孔2；所述的右腔室的底部设置输液孔5，所述的输液孔5上设置有橡皮塞"是这件专利申请的核心特征。并且说明书里也记载了，现有技术中存在的缺陷是：进气管设置在瓶塞穿刺器上，进气管的进气通道非常细，空气就无法及时通过进气管进入输液瓶内进行补充，从而使得输液瓶口处的压强是变化的而不是恒定的，因此会出现药液无法匀速稳定地滴下的现象。由此可知，该申请的核心发明构思是一种将半开放式的输液装置中的进气管和空气过滤装置去除，从而变为一种将输液液体完全暴露于空气中的开放式输液方式。

虽然这样的改进的确能够实现滴速稳定，但是医护人员发现这样的改进带来了一个更严重的问题：在没有任何空气过滤装置的情况下，空气中的微生物以及微粒等有害物质通过进气孔会直接接触右腔室中的输液液体，进而污染输液液体，上述物质会随输液液体进入人体血液，导致血液感染等一系列问题，严重危害人体健康。

在静脉输液领域，如何保证输液装置密封无菌从而确保输液安全才是从业人员必须考虑的问题，而这件专利申请以牺牲输液装置的密封无菌为代价来实现输液流速稳定，这种实现方式会严重威胁输液安全进而损害人体健康，这样的技术方案明显脱离社会需要，缺乏有益效果。

通过以上分析不难发现，虽然这件专利申请从技术上是可行的，撰写的申请文件也满足了构思明确的要求，然而因为这件专利申请的技术方案本身为了解决一个小问题而带来了一个更大的问题，且这个更大的问题会损害人体健康，根本无法在产业上实施。因此，这样的专利申请明显脱离社会需要，也是没有价值的，同时也是无法修改的。

在实践中，这样的问题也时有发生，为了避免产生这样的问题，笔者建议有意向申请专利的医生在构思发明的时候多想一下构思的产业化问题。例如，构思的产品或者方法能否在工业上多次重复，是否依赖于随机因素产生截然不同的结果，或者创新的核心技术手段有没有违背自然规律，创新方案本身有没有带来更大的无法避免的脱离社会需要的问题。通常情况下，这样多想一想也有利于发明人完善自己的方案，或者形成多层次的保护体系，有利于挖掘专利价值。

注重医疗创新所思所写一致性

很多医生由于临床、教学或者科研的工作量较大，虽然已经产生了很好的创新构思和想法，但是学习相关法律的时间成本过高，相关流程也不熟悉，通常都会选择和专利代理机构合作，简单地把创新构思写好技术交底书之后，将申请专利、答复审查意见通知书等相关环节全权委托给专利代理师，任由其自由发挥。当然专利代理机构的专利代理师能够很方便快速地帮助医生完成专利申请和答复审查意见通知书的各种形式要求，然而想出创新构思的医生才应该是对专利申请的技术最为了解的、专利的真正主人。如果只是简单地把技术交底书交给专利代理机构，任其自由发挥，有可能会出现撰写的专利申请文件与医生设想的构思不一致的情况，这样撰写出的专利申请文件通常也会造成其实际的应用价值大打折扣。

案例 5 - 3

某三甲医院的一位医生申请了一件用于心脏房间隔穿刺的装置的专利。该申请针对的是现有的房间隔穿刺用的医疗器械导向性差、不便于实时灵活改变行进方向，穿刺针容易刺伤患者的其他肌体组织，造成二次伤害，给药时只能依靠外部给药装置控制给药量无法灵活给患者体内组织给药的缺陷，提出了一种通过气囊控制方向、避免损伤、辅助给药控制的房间隔穿刺装置。

这位医生的本意是希望在鞘管输送达到指定位置后，再将穿刺针伸出，外气囊此时处于膨胀状态进而保护穿刺针，起到避免意外伤害的作用。而由于与专利代理机构沟通不畅，在全部专利申请文件中都撰写为"穿刺针的根部固定在鞘管的首端"，所以穿刺针与鞘管的位置就是固定的，穿刺针在鞘管外，在输送过程中必须保持外气囊膨胀避免组织损伤，在到达指定位置后，外气囊需要排气才能够露出穿刺针。可见，二者的方案的结构、工作过程都完全不同。

通过案例 5 -3，大家能够意识到撰写出发明人创新本意的重要性。这里所说的撰写，不仅是技术交底书的撰写，还包括对专利申请文件的撰写（特别是对关键特征的撰写），以及对待提交的专利申请文件的方案的理解和核查。对于案例 5 -3 中的专利申请来说，如果沟通清楚、顺畅，专利代理机构可能也不会强调"穿刺针的根部固定在鞘管的首端"，进而也就不会误解发明人的原意了。如果发明人在申请前确认方案时发现了这个问题，也不会导致审查时造成无可挽回的结果。

所以说，专利最终的主人是构思创新技术的发明人，无论选择哪种方式递交专利申请，都需要理清思路、理顺逻辑、确认方案，这些都是发明人必须认真对待的重要事项。否则，轻则导致所申请的专利得不到授权，重则导致一项本身很有价值的技术无法发挥其应有的价值。

强调核心技术是提高医疗专利授权概率的关键

> 技术问题的发现体现创新难度
> 独特的结构或流程构成核心技术
> 起到的效果证明了医疗创新高度

　　前面讲的构思明确、逻辑清楚是撰写一份合格的专利申请文件最基本的要求。但是仅仅撰写一份合格的专利申请文件往往是不够的，高质量专利保护的前提是专利申请得到授权。而我国对发明专利进行实质审查，审查员大部分都是深耕相关领域多年、阅读过数万份相关专利申请文件的专业人士，并且审查员的检索能力往往都很强，很多时候申请人能收到审查员给出的非常相关的对比文件。那么在收到对比文件，看到审查员指出自己申请的权利要求不具备创造性的时候，是不是表示这件专利申请就不可能被授权了呢？答案显然不是的。

　　我们怎么能够在实质审查阶段尽可能地说服审查员，使自己的专利获得授权呢？笔者的建议是，在撰写专利申请文件和答复审查意见通知书时，应强调专利申请的核心技术，以提高授权概率。这些核心技术，可以是产品的关键元件，也可以包括技术问题的发现、技术效果的描述等。下面将通过几个案例来说明如何在撰写中强调核心技术。

技术问题的发现体现创新难度

　　发明专利单凭解决的问题就可以获得授权吗？答案是，对某些申请来说，有可能。很多时候，新的构思或者尚未认识到的技术问题、为已知技术问题设计的新的解决手段，或者对已知现象的内在原因的认识，都可以作为发明的出发点。例如，对于尚未认识到的技术问题，由于认识到专利申请所要解决的技术问题本身就存在困难，虽然问题一经提出，其解决手段是显而易见的，但是这个构思本身是具备创造性的。那么对于这样的专利申请，应当在申请阶段就把问题的发现作为重点撰写在原始申请文件里，这样可以大大提高授权概率。

案例 5－4

一件专利申请要求保护的是一种医疗图像打印设备。这件专利申请的发明人在工作中发现，其所在医院的自助打印设备打印出来的医疗图像，例如 CT、核磁图像，经常出现跑偏现象，导致打印的图像不能很好地适应打印纸张，医生和患者不方便查看。

针对这个问题，该发明人很有钻研精神，通过与打印设备厂商沟通、查阅相关技术资料、与同类产品对比等多种途径，最终发现打印纸张跑偏的原因是打印机在使用一段时间后，其中的部件 A 容易产生变形。

所以针对这个问题，该发明人就提交了这样一件专利申请，其核心发明构思非常简单，要求保护一种医疗图像打印设备，其特征是部件 A 采用不易变形的材料 B。通过这样的改进，就可以很好地克服打印纸张跑偏的问题。

而在审查阶段，审查员很容易就检索到对比文件 1，其也公开了印刷设备具有部件 A。本案例中的专利申请与对比文件 1 的区别仅在于，部件 A 采用不易变形的材料 B。而使用材料 B 制造的零部件具有更好的刚性或不易变形是公知常识。本案例中的专利申请和对比文件 1 的异同点总结如表 5－1 所示。

表 5-1　本案例的专利申请与对比文件 1 的特征对比

本案例的专利申请	对比文件 1
医疗图像打印设备	公开
部件 A	公开
部件 A 采用材料 B	未公开，但为公知常识

通过对比可知，本案例的专利申请和对比文件 1 的区别技术特征是本领域的公知常识。按照常规的审查思路，审查员可能会这么撰写通知书：

对比文件 1 公开了一种印刷设备，权利要求 1 要求保护的技术方案与对比文件 1 现有技术的区别在于部件 A 使用材料 B 制造，由此确定发明实际解决的技术问题是部件 A 的变形问题。而对于本领域技术人员来说，为防止部件变形，在一定的横截面条件下使用不易变形的材料 B 制造是惯用的技术手段，因此在对比文件 1 的基础上结合惯用技术手段得到权利要求 1 的发明是显而易见的，即权利要求 1 不具备创造性。

那么，收到这样的审查意见通知书，是否意味着这件专利申请就不能被授权了呢？并不是这样的。

因为这件专利申请最核心的发明构思就是发现了纸张跑偏导致的原因是部件 A 产生变形，由于审查员没有找到现有技术公开或暗示打印机使用一段时间后其中部件 A 会产生变形造成纸张跑偏，也就是说核心发明构思没有被现有技术公开，那么即便采用材料 B 制造部件 A 这一技术手段是本领域的公知常识，也不能否定这件专利申请的创造性。

所以，这件专利申请由于在撰写中很好地强调了如何发现这个技术问题，即便解决问题的手段是常规的，也不影响发现问题的本身能给权利要求带来创造性。这件专利申请经过发明人的意见陈述，最终获得了授权。

试想，如果这件专利申请的发明人对专利的核心内容一无所知，在技术交底书或者提交的原始申请文件中没有说明如何发现这个技术问题，而一味强调材料的改进，这件专利申请的授权前景是不是就完全不同了？

案例 5-4 是一件非常典型的案例。在实践中，很多时候，医生在撰写专利申请文件时并没有太多的经验，也不能确定解决的技术问题本身能不能给权利要求带来创造性。审查员在发出审查意见通知书时也是试探性的，本着和医生交流的目的。因此，申请人收到了否定性的审查意见并不意味着专利申请一定会被驳回，技术问题本身能否给权利要求带来创造性是值得双方探讨和商榷的。为了给专利申请留出最大可能的授权空间，笔者建议医生详细地将技术问题的发现过程描述在说明书中，这样可以给审查员提供更多的考量角度，提高授权概率。

独特的结构或流程构成核心技术

大体上，申请专利的技术可以分为产品和方法两大类。对于产品来说，创新的核心可以是独特的结构、零件或者组成；对于方法来说，创新的核心可以是关键步骤、流程。因此，把创新的核心（独特的结构或流程）写清楚、明白，通常就会使得申请的专利最终获得授权。如果创新的核心已经被现有技术公开，或能够通过现有技术的组合显而易见地获得，那么实际上创新的独特性也就失去了，申请的专利通常都会被驳回。

在实践中，结构或流程的独特性是创造性判断中最常见的问题，也是审查员在判断专利能否得到授权最主要的考量。接下来，将通过具体的案例介绍什么样的独特结构或流程才可以获得授权。

—— 案例 5-5 ——

本案例的专利申请涉及治疗房颤病人血栓发生的根源部位左心耳的左心耳封堵器。发明人发现目前市面上的左心耳封堵器主要有两种：一种是编织结构左心耳封堵器，采用镍钛丝做倒刺，固定效果差，容易脱落；另一种是镍钛空心管激光雕刻后形成的笼状左心耳封堵器，手术时贴合度差，锚固件数量少，固定效果差。所以针对现有的左心耳封堵器固定效果差的问题，发明人改进了锚固件（也就是倒刺）的成形方式，申请了一件发明专利。

如图 5-4 所示，本申请要求保护一种左心耳封堵器，包括填塞柱（11）和位于填塞柱（11）上的倒刺（12），其特征在于：所述填塞柱（11）由弹性金属丝（18），或由弹性金属丝（18）和弹性金属片（21）（图 5-4 中未示出）编织而成，所述倒刺（12）由弹性金属丝（18）局部压扁后雕刻而成。

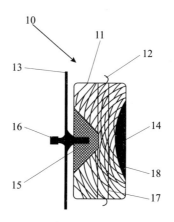

图 5-4 一种左心耳封堵器结构图

该左心耳封堵器先在弹性金属丝和/或弹性金属片上加工出倒刺，之后再将具有倒刺的弹性金属丝和/或弹性金属片与其他弹性金属丝混编成左心耳封堵器的填塞柱。因此，倒刺的数量不受限制，可以设置多个，从而使左心耳封堵器植入人体内后，倒刺顶端的压强较小，对左心耳的损伤较小，而且还提高了左心耳封堵器与左心耳的贴合度以及填塞柱的支撑力，保证左心耳封堵器的结构强度满足实际需求。进一步地，倒刺的底端和顶端都朝向左心耳封堵器的近端，故在使用推送装置对左心耳封堵器进行推拉的过程中，倒刺能够顺着左心耳封堵器被拉入鞘管中的方向恢复至其弯折前的状态，从而使得倒刺的底端处的变形或折弯度非常小，进而可对左心耳封堵器进行多次推拉，同时倒刺为一体件，故倒刺的牢固度较好，不易脱落，从而可将左心耳封堵器牢固、可靠地附接在左心耳内壁上。

从上文的记载中可知，这件专利申请的发明目的是在保证左心耳封堵器结构强度的前提下，能够增加倒刺的数量，以提高左心耳封堵器与左心耳的贴合度。实现这个目的的关键技术手段就是：左心耳封堵器靠倒刺固定，倒刺由形成填塞柱的弹性金属丝局部压扁后雕刻而成。

前文介绍过，权利要求的保护范围大致与字数呈反比，本案例的权利要求是这样写的：

1. 一种左心耳封堵器，包括填塞柱（11）和位于填塞柱（11）上的倒刺（12），其特征在于：所述填塞柱（11）由弹性金属丝（18），或由弹性金属丝（18）和弹性金属片（21）编织而成，所述倒刺（12）由弹性金属丝（18）局部压扁后雕刻而成。

可以看出本案例的权利要求字数较少，保护范围实际上是很大的，所以审查员检索起来也是比较容易的。也就是说，如果现有技术存在类似的方案，是比较容易被找到的。那么现有技术中是否存在类似方案呢？

审查员找到了这样一篇对比文件1，相关结构如图5-5所示。

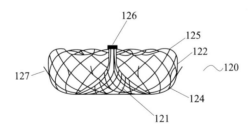

图5-5　对比文件1结构图

对比文件1公开了一种左心耳封堵器，包括锚定装置120（相当于填塞柱）和位于锚定装置120上的倒刺127，锚定装置120采用镍钛丝编织而成（相当于由弹性金属丝编织而成），倒刺由镍钛丝的端部形成。

将本案例的专利申请和对比文件 1 进行特征对比，见表 5 - 2。

表 5 - 2 本案例的专利申请与对比文件 1 的特征对比

本案例的专利申请	对比文件 1
左心耳封堵器	左心耳封堵器
包括填塞柱（11）和位于填塞柱（11）上的倒刺（12）	锚定装置 120（相当于填塞柱）和位于填塞柱 120 上的倒刺 127
填塞柱（11）由弹性金属丝（18），或由弹性金属丝（18）和弹性金属片（21）编织而成	锚定装置 120 采用镍钛丝编织而成（相当于由弹性金属丝编织而成）
倒刺（12）由弹性金属丝（18）局部压扁后雕刻而成	未公开

通过特征对比可以看出，对比文件 1 公开了除"倒刺由弹性金属丝局部压扁后雕刻而成"外的其余全部特征。而这个未公开的特征，正是本案例的专利申请独特的结构，是实现在保证左心耳封堵器结构强度的前提下，能够增加倒刺的数量，以提高左心耳封堵器与左心耳的贴合度的关键技术特征。由于审查员没有找到公开"倒刺由弹性金属丝局部压扁后雕刻而成"这一结构的证据，因此本案例的专利申请就具备新颖性和创造性，最终获得了授权。

　　从案例 5-5 中可以看出，独特的结构或设计，不需要有特别大的改进，只要能够与现有技术有所区别，并且带来效果上的改进，就可以使得发明最终获得授权。

　　前面介绍了产品类的发明，还有很多医生的发明创造是有关医疗方法的，这里简单给出一个判断方法类发明专利是否具有独特流程性的案例。

案例 5-6

　　某医院超声科的一位医生，在多年超声骨科检查工作中发现，利用现有髋前侧超声图像观察股骨头位置，髋前侧超声呈横切面成像，无法直观显示股骨头和髋臼底部及顶部结构，无法判断股骨头相对于髋臼的位置，因此无法应用参数测量。所以针对现有技术的缺陷，该医生发明了一种在超声波图像中对股骨头进行定位的方法，能够清楚、高效地判断股骨头相对于髋臼的位置，以及显示股骨头结构参数。

　　该专利申请的权利要求书对方法是这样撰写的：

　　1. 一种超声波图像中的股骨头定位方法，其特征在于，包括：在髋臼正中冠状切面图像中分别测量出股骨头直径 $L1$、股骨头与髋臼底部距离 $L2$、股骨头与髋臼中心距离 $L3$ 以及股骨头与髋臼顶部距离 $L4$，依据股骨头与髋臼底部距离 $L2$、股骨头与髋臼中心距离 $L3$ 以及股骨头与髋臼顶部距离 $L4$ 判定股骨头相对于髋臼的位置。

　　股骨头直径 $L1$ 的测量方法具体包括：

　　选取股骨头的内侧缘点 A 和最下缘点 B；过内侧缘点 A 和最下缘点 B 描绘股骨头作圆，圆心为 O；在所述圆上确定股骨头的外侧缘点 A' 和最上缘点 B'；测量出内侧缘点 A 与外侧缘点 A' 之间的直线距离作为股骨头直径 $L1$；描绘内侧缘点 A 与外侧缘点 A' 的连线并将该连线延长，得到基线 a；描绘最上缘点 B' 与最下缘点 B 的连线并将该连线延长，得到基线 b。

　　股骨头与髋臼底部距离 $L2$ 的具体测量步骤如下：选取 Y 形软骨的外下缘点 C；过 Y 形软骨的外下缘点 C 描绘直线 c，使直线 c 与基线 a

垂直；确定直线 c 与基线 a 的交点 C'；测量交点 C' 和内侧缘点 A 之间的直线距离作为股骨头与髋臼底部距离 L2。

股骨头与髋臼中心距离 L3 的测量方法具体包括：

选取 Y 形软骨的外上缘点 D；描绘 Y 形软骨的外上缘点 D 与圆心 O 之间的连线 d；确定连线 d 和圆之间的交点 D'；测量 Y 形软骨的外上缘点 D 和交点 D' 之间的直线距离作为股骨头与髋臼中心距离 L3。

股骨头与髋臼顶部距离 L4 的测量方法具体包括：

选取骨性髋臼顶显示的外侧缘点 E；描绘 Y 形软骨的外上缘点 D 和外侧缘点 E 之间的连线 e，并将连线 e 延长；确定连线 e 与基线 b 的交点 E'；测量交点 E' 和股骨头最上缘点 B' 之间的直线距离作为股骨头与髋臼顶部距离 L4。

这个权利要求详细描述了如何从超声波股骨头图像中获得股骨头直径、股骨头相对于髋臼的位置的具体步骤，能够快速高效地判断股骨头相对于髋臼的位置，以及显示股骨头结构参数，由于现有技术中没有记载这样的方法，因此，该专利申请也获得了授权。

从本小节内容来看，无论申请专利要求保护的是产品还是方法，只要写清楚专利申请中核心的创新点，即独特的结构或流程，那么通常情况下，专利申请被授权的可能性就会大大提高。所以从这点来看，在撰写时掌握检索技能，提前预判自己的创新核心是否已经被他人发现，是非常重要的，这也是我们在第四章介绍检索相关技能的原因。

起到的效果证明了医疗创新高度

创新的技术与现有的技术相比，通常会起到更好的效果。在审查员已经找到和专利申请类似的技术的情况下，如果申请文件能够证明申请保护的专利技术相对于审查员检索到的技术能够起到非常明显的、预料不到的技术效果，通常申请的专利都会被认为具有创造性。而如果在申请文件中没有记载相应的效果，专利的授权前景就比较难以判断，有时会导致一件本应该授权的专利申请无法获得授权。

案例 5-7

在医院和血液制品用血中，普遍存在检测血液传染病的需求。特别是在献血领域，快速检测乙肝、丙肝、艾滋病和梅毒是迫切而必需的。现有的检测方法，例如酶联免疫吸附法，需要对样品进行血清分离，需要使用孵育箱、酶标仪、洗板机等多种仪器设备，每次只能检测一种指标，不能在现场快速检测。现有的胶体金法虽然能快速进行现场检测，但每次只能检测一个指标，并且检测结果是定性的而非定量的。

为了解决现有技术中存在的这些问题，某发明人发明了一种能定量检测血液传染病多指标的量子点标记试条。其采用胶体金法，能够同步定量检测血液样本中乙肝抗原以及丙肝、艾滋病和梅毒抗体。

其核心发明构思为以下权利要求（见图5-6）：

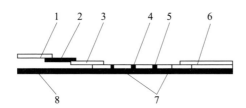

图 5-6　本案例的专利申请结构图

1. 一种能定量检测血液传染病多指标的量子点标记试条，包括顺次搭接固定在底衬（8）上的样品垫（1）、红细胞滤膜（2）、标记垫（3）、分析膜（7）、吸水垫（6），分析膜（7）具有 T 带（4）和 C 带（5），其特征在于：标记垫（3）包被有量子点 CdSe/ZnS QD523 标记的 HBsAg 单抗、量子点 CdSe/ZnS QD616 标记的 HIVAg、量子点 CdSe/ZnS QD568 标记的 HCVAg 和量子点 CdSe/ZnS QD457 标记的 TPAg 的混合物，分析膜（7）的 T 带（4）包被有 HBsAg 单抗、HIVAg、鼠抗人抗体和 TPAg 的混合物，分析膜（7）的 C 带（5）包被有二抗。

审查员对其进行审查，发现了两篇相关对比文件：对比文件 1（见图 5 - 7）以及对比文件 2。

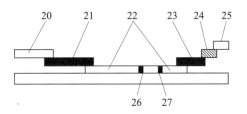

图 5 - 7　对比文件 1 结构图

对比文件 1 公开了一种量子点标记试条，目标被检物包括抗原、抗体，对被检物进行单一或混合定量检测（相当于能定量检测多指标的量子点标记试条）；试条 1 顺次设有相互搭接粘贴于塑料背板（相当于底衬）上的样品垫 20、结合垫 21（相当于标记垫）、分析膜 22、强吸水垫 23（相当于吸水垫），分析膜 22 具有检测带 26（相当于 T 带）和质控带 27（相当于 C 带）；样品检测时，目标被检物分子，如特异抗原或抗体，与结合垫 21 上的量子点标记物，如相应目标被检物分子的特异抗体或抗原，结合并继续向试条后端渗移前行至分析膜 22 的检测带 26 位置，并与被包被在检测带 26 位置的相应目标被检物相关分子结合形成检测带量子点标记物，剩余一部分量子点标记物继续渗移至质控带 27 并与质控带 27 位置的质控物（如二抗）结合形成质控带量子点标记物；试条的量子点为半导体纳米材料，包括 CdSe/ZnS。也就是说，对比文件 1 已经公开了产品的主体结构，而未公开试条检测血液传染病，标记垫包被有量子点标记的 HBsAg 单抗、量子点标记的 HIVAg、量子点标记的 HCVAg 和量子点标记的 TPAg 的混合物，对应的分析膜的 T 带、标记垫上的量子点的具体选择未被对比文件 1 公开。

而对比文件 2 公开了一种便携式血液传染病快速联检装置，其试纸条 6 分别为检测线 28 位置（相当于分析膜的 T 带）捕获有 HBsAg 单抗的 HBsAg 检测试纸条、有 HCV 抗原（相当于 HCVAg）的 HCV 抗体检测试纸条、有 HIV 抗原（相当于 HIVAg）的 HIV 抗体检测试纸条和有梅毒抗原（相当于 TPAg）的梅毒抗体检测试纸条。可见，对比文件 2 给出了选择 HBsAg 单抗、HCVAg、HIVAg、TPAg 作为四种检测指标，并检测与其对应的特异性抗原或抗体以进行血液传染病筛查的技术启示。具体的标记垫上的量子点标记、对应分析膜的 T 带和标记垫上的量子点具体选择是本领域技术人员容易想到的。

如果按照常规的审查逻辑和评述，该专利申请是肯定要被否定创造性而被驳回的。

然而申请人在答复审查意见通知书时说明了在说明书中记载了大量的对比试验证据，表明相关的量子点选择和量子点具体的波长选择相对于其他常规选择来说，能够显著提高检测的准确性和速度。因此，在申请人答复后，该专利申请最终获得了授权。

通过案例 5-7 可以看出，在申请前就做好相关准备，即便收到了倾向驳回的审查意见，发明人也可以力挽狂澜，最终使得专利申请获得授权。

很多时候，医生在申请专利时还只是一个初步的想法，也不确定是应该早点把握机会提交专利申请，还是应该等待临床数据完善之后再提交专利申请，这确实是一个比较复杂的问题。在是否等待实验数据完成后申请专利的问题上，笔者给医生的初步建议是，按照第四章的介绍，如果已经有了一定的检索能力，完全可以在有想法申请专利的第一时间就进行初步检索，看看在这个领域或者相近领域，是不是已经有这样的想法和技术，或者有没有多个技术的组合能够在不耗费过多劳动的情况下得到想申请专利的技术。如果检索到这样的文献，建议还是等待对比数据完善之后再看看技术效果，判断是不是要继续申请专利；而如果检索的结果是没有找到这样的文献，或许就意味着可以不必等待实验数据。对于没有检索能力的医生，情况更加复杂，这里简单粗略地建议：对于机械结构类创新来说，通常不必等待实验数据；对于化合物、组分类创新来说，实验数据通常是必需的。

值得一提的是，实验数据类证据通常也是要求记载在原始申请文件中的，也就是在申请专利时提交给国家知识产权局专利局的文件中。如果在审查员检索得到对比文件而否定创新技术的创造性后再补充实验数据，证明申请专利的技术相对于对比文件具备创造性，通常要求补充的实验数据是能够从原始申请文件中预期的；如果补充的实验数据无法从原始申请文件中预期，通常补充的证据会被不予考虑。从这点来说，一旦决定了要在专利申请文件中记载实验证据，就尽可能明确、详尽地记载实验条件、对比方案、实验效果等，以给后续答复审查意见通知书提供更加广阔的空间。

掌握撰写技巧，提升医疗专利价值

> 形成多层次保护的技术方案

> 权利要求的适度概括保证范围合理

> 说明书的必要扩展提升专利价值

如果说技术构思明确、逻辑清楚是写明白一个专利申请文件的关键，强调核心技术是使得专利申请获得授权的关键，那么在撰写中提升专利价值就是使得专利在授权后、应用中，能够尽可能发挥法律价值的关键。试想一件发明专利申请，在经过长时间的构思、修改、审查到最终授权，如果最终授权的范围过大被宣告无效，或者过小而无法阻止抄袭等恶意行为，都会挫伤发明人用专利来保护自己知识成果的热情和信心。为了有效保护真正想要保护的技术方案，本节将通过一些具体案例，提供在撰写中提升专利价值的一些小技巧。

形成多层次保护的技术方案

在撰写中，对要求保护的方案进行多层次保护是提升专利价值的一种重要途径。如图 5 - 8 所示，多层次保护的含义就是将创新的主要方案作为最大的范围来撰写。例如，首先将主要方案撰写为独立权利要求；随后对主要方案进行细化，形成第二层次方案；接下来对细化方案进一步优化，形成第三层次方案；最终在专利申请文件中撰写出多个权利要求，寻求对创新的多层次保护。

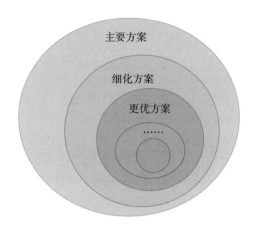

图 5-8　多层次保护示意图

　　这样撰写的好处是：在申请阶段，由于存在多层次的技术方案，即便审查员能够检索到影响某一层次的技术方案的新颖性或创造性的对比文件，但内层的技术方案仍然有可能获得授权，从而提高授权概率；在无效宣告请求程序等确权阶段，即便部分权利要求被宣告无效，由于多层次的技术方案的存在，仍然能够极大可能地提升权利的稳定性；在维权阶段，多层次技术方案能够提高仿冒、抄袭的门槛，在市场执法中能够获取更加有利的地位。

　　接下来，笔者将通过具体案例帮助大家体会多层次保护撰写的好处。

┌───┐
案例 5-8

　　某医院的一位医生在多年工作中总结了一套对小儿髋关节发育不良分型的方法。为了提高分型的效率，避免只有具有丰富经验的医生才能进行分型，该医生提出了利用计算机程序自动执行小儿髋关节发育情况分型的方法，并申请了一件专利。

　　这件专利的主要创新之处就是利用计算机获取髋关节切面图，然后根据髋关节组织特征，确定三条标记线（基线、骨顶线与软骨顶线），再根据三条线之间的关系确定两个角度（第一角度、第二角度），最终根据两个角度确定目标髋关节的参考分型数据。这项创新的主要意义在于直接利用计算机程序得到小儿髋关节的参考分型，便于医生对小儿髋关节可能出现的发育问题进行进一步诊断和治疗。
└───┘

审查员对这件专利申请进行审查时，发现了对比文件 1，其公开了一种儿童髋关节发育状况计算机自动诊断的方法，包括以下步骤：

步骤一：原始髋关节图像预处理，获取超声波仪器采集的髋关节图像，进行去除背景信息、裁剪等预处理；

步骤二：髋关节组织图像分割；

步骤三：特征提取，在已经分割出轮廓的髋关节组织图像中提取出骨性髋臼、软骨性髋臼（Y 形软骨）、股骨头三部分；选择方法为通过对图像左侧部分纵向扫描，获得与髂骨侧面交点，通过这些交点，用最小二乘法拟合出基线；

通过对基线以下部分的横向扫描，获得与髂骨下肢及骨缘区相交的点，通过这些交点，用最小二乘法拟合出骨顶线；

通过对基线以上部分的横向扫描，获得与髋臼盂唇交点，通过这些交点以及骨缘区末端，用最小二乘法拟合出软骨顶线；

步骤四：三项指标的计算，根据计算出来的 α 角、β 角和 MR 值，结合评价标准给出最后的诊断结果。

可见，对比文件 1 也公开了一种利用计算机对小儿髋关节发育状况进行自动诊断的方法，也需要获取髋关节图像，根据组织特征得到三条线（基线、骨顶线与软骨顶线），再根据三条线之间的关系确定两个角度（α 角、β 角），最终得到诊断数据。

对比文件 1 与本案例的专利申请的不同之处仅在于，对比文件 1 根据 α 角、β 角得到小儿髋关节发育的诊断结果，本案例的专利申请根据两个角度确定目标髋关节的参考分型数据。Graf 法是一种常见的髋关节评价方法，能够根据 α 角、β 角将髋关节分成四种类型。

将本案例的专利申请和对比文件 1 的技术方案各个步骤进行细化对比，得到表 5-3。

表 5 – 3　本案例的专利申请与对比文件 1 的特征对比

本案例的专利申请	对比文件 1	是否公开
髋关节成像系统	利用计算机对髋关节自动诊断	是
获取髋关节切面图	采集髋关节图像	是
获取目标髋关节组织特征信息	从髋关节图像中提取骨性髋臼、软骨性髋臼（Y 形软骨）、股骨头信息（组织特征信息）	是
根据组织特征信息确定三条线	根据组织特征信息确定三条线	是
根据三条线确定两个角度	根据三条线确定两个角度	是
根据两个角度获得目标髋关节的参考分型数据	根据两个角度获得诊断数据	公知手段

通过以上分析不难发现，对比文件 1 已经公开了本申请的权利要求 1 的主要发明构思，在对比文件 1 的基础上结合公知常识得到本申请权利要求 1 的技术方案是显而易见的。因此，权利要求 1 就不具备创造性。

对于这个案例，如果医生能在权利要求 1 的基础上对现有的创新进行进一步细化，把自己独创的方法加入细化的方案中，细化的方案很可能就没有记载在对比文件中，最终就有可能获得授权。

很多医生对如何细化创新的构思没有想法，这里对案例 5 – 8 进行举例说明，希望对大家有所帮助。

在细化技术方案时，可以从问题出发。例如，如果现在的主要技术方案已经解决了主要问题，但是否还存在其他的问题呢？就这个自动对小儿髋关节发育情况进行分型的案例而言，这个算法的准确度如何？如果准确度过低，临床医生在一线工作中一般会结合哪些参数或方法来辅助判断？如果能把这些辅助的参数或方法加入技术方案中，就可以形成对技术方案的进一步细化。再如，这个方案虽然已经解决了对小儿髋关节发育情况进行分型的技术问题，计算速度会不会比较慢？对计算机功耗的要求高不高？

那么从这些细化问题出发，可以继续研究更加有效的计算方法，以提高计算速度和计算结果的可用性。这些问题都可以启发医生对主要的技术方案进行细化而形成新的更深层的技术方案。

在细化技术方案时，还可以从具体的手段或效果出发。例如，就案例5-8而言，组织图像的具体分割方法是什么？是不是和现有技术有所区别？三条线的具体获取方法是什么？角度的算法是什么？这些具体的算法是不是体现了医生对这个问题更深入的研究和优化？

以上这些角度都可以供大家思考，这样，我们就能从最初、最主要的创新构思出发，构建出一系列更优化的技术方案，大大提高专利的价值。

案例 5-9

　　某医院的一位医生在工作中发现，针对膝关节受损的康复治疗中，膝关节外骨骼（也称助行器）是常见的辅助锻炼器械。然而现有的主动式膝关节外骨骼一般采用气缸或液压缸，辅以电机提供助力，虽然提供的助力大，但是结构复杂、成本高、故障率高；现有的被动式膝关节外骨骼采用弹簧蓄能元件提供助力，可调性差，需要更换蓄能元件，成本高、使用及时性差，难以满足患者的个性化需求。针对这些现有技术的缺陷，该医生发明了一种被动式膝关节外骨骼，通过可调刚度的弹性助行部件满足不同损伤、不同康复程度的使用者的个性化需求，结构调节方便、故障率低、成本低、安全性高。

　　这件专利申请最主要的部件就是弹性助行部件。关于弹性助行部件，其关键结构就是有两个弹簧片，在其中设置一个气囊，通过调节气囊的大小来调节弹性助行部件的整体刚度，进而调节弹簧片的弯曲度，帮助膝关节进行康复锻炼。

　　如图5-9所示，说明书对这件专利申请如何工作做了详细的介绍。

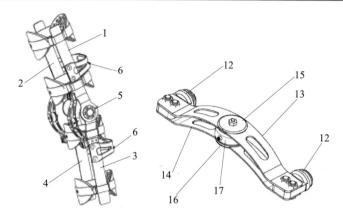

图 5 - 9　本申请结构图

　　本发明的膝关节康复助行外骨骼包括第一肢体绑缚结构、第二肢体绑缚结构和弹性助行部件三部分。

　　弹性助行部件包括两组，第一组弹性助行部件上下两端分别铰接在第一护板 1 和第三护板 3 上，第二组弹性助行部件上下两端分别铰接在第二护板 2 和第四护板 4 上，具体地，第一至第四护板邻近铰接螺母 5 的位置处均一体式或固定连接有铰接头 11（图 5 - 9 中未示出），第一组和第二组弹性助行部件的上下两端均固定连接有铰轴 12，所述铰轴 12 与所述铰接头 11 配合实现铰接。

　　弹性助行部件包括第一弹簧片 13、第二弹簧片 14 和调节气囊 17；所述第一弹簧片 13 与所述第二弹簧片 14 均为弧形金属弹性片，所述第一弹簧片 13 位于所述第二弹簧片 14 弧面的外侧且两者之间留有一定间隙，两者的弧面朝向同一个方向；第一弹簧片 13 和第二弹簧片 14 的两端均固定连接在铰轴 12 上，使得弹性助行部件可相对于与铰轴 12 铰接的第一护板至第四护板中的一个发生相对转动；所述第一弹簧片 13 与所述第二弹簧片 14 之间固定安装有调节气囊 17，所述调节气囊 17 可充气并根据内部气压大小影响第一弹簧片 13 和第二弹簧片 14 之间间隙变小或变大的难度，从而改变第一弹簧片 13 和第二弹簧片 14 组成的弹性助行部件整体的刚度。

　　所述调节气囊 17 呈圆柱形，其中部设置有穿透前后面的中心孔 21（图 5 - 9 中未示出），其侧面设置有气囊充气嘴 20（图 5 - 9 中未示出），用于向调节气囊内部充入气体调节其内部压力大小；所述第一弹簧片 13 上穿设有圆板形的第一垫板 15，所述第二弹簧片 14 上穿设有圆板形的第二垫板 16，所述第一垫板 15 和第二垫板 16 中部均设有中心通孔，与第一垫板 15 和第二垫板 16 的中心通孔位置相对应处的第一弹簧片 13 和第二弹簧片 14 上也设置有穿透孔；所述调节气囊 17 位于所述第一垫板 15 和第二垫板 16 之间，其通过限位螺栓 18（图 5 - 9 中未示出）进行限位，所述限位螺栓 18 依次穿过第一垫板 15 的中心通孔、调节气囊 17 的中心孔 21 和第二垫板 16 的中心通孔，从而将调节气囊 17 的位置固定，所述限位螺栓 18 的两端螺拧有限位螺母 19（图 5 - 9 中未示出），以防止限位螺栓 18 的滑出或窜动。

　　该专利申请的权利要求实际上也针对弹性助行部件这一关键结构进行了多层布局：权利要求 1 作为主要发明构思，提出了弹性助行部件和其他元件之间的连接关系，描述了膝关节康复助行外骨骼的整体结构。权利要求 2 作为细化方案，具体描述了弹性助行部件的具体结构，包括两个弹簧片和调节气囊，并且进一步说明了各个部分之间的连接关系和功能。权利要求 3 作为更优化的方案，进一步限定了气囊和弹簧片的形状、结构，连接的具体位置和连接元件。从中可以体会出该专利申请在多层次保护方面下了很多功夫。

　　接下来看看审查员检索的结果。

　　审查员在实质审查过程中首先发现一篇对比文件 1 公开了大腿、小腿的绑缚结构，与本申请无实质差别，由于肢体绑缚结构并非本案例专利申请的关键发明点，在此不再赘述。

　　随后，审查员还给出了对比文件 2，同样公开了一种人体下肢外骨骼助力装置（见图 5 - 10），在小腿护板和所述大腿护板转动连接处设有第二弹性件（相当于弹性助行部件），第二弹性件采用第一扭簧 7，第一扭簧 7 的数目可以为一个，也可以为多个，其两端分别固定在小腿护板、大腿护板上；在使用者行走屈膝时，第一扭簧 7 处于压缩状态，储存弹性势能，在使用者前进时，第一扭簧 7 释放弹性势能，可助力人体行走。

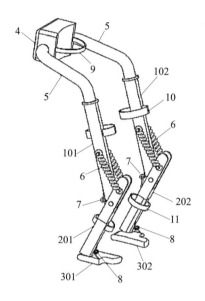

图 5 - 10　对比文件 2 结构图

可以看出，对比文件 2 与本案例的专利申请属于相同的技术领域，都是采用大腿和小腿之间的弹性助行部件来实现助行目的。那么本案例的专利申请能否被授权的关键就在于，对比文件 2 到底公开了多少与本案例的专利申请相一致的内容。

将本案例的专利申请和对比文件 2 的弹性助行部件进行对比，得到表 5 - 4。

通过特征对比可以看出，本案例的专利申请的主要发明构思（权利要求 1）中，采用弹性助行部件作为助力调节装置的手段已经被对比文件 2 公开。同时对比文件 2 公开了一个或多个扭簧，以此改进为包括两个弹簧片的弹性助行部件对于本领域技术人员来说也是容易想到的。

本案例的专利申请相对于对比文件2具备创造性的改进实际上是：通过气囊调节弹簧片间距进而调节弹性助行部件整体刚度的技术方案。也就是说，只有记载了包括气囊的弹性助行部件的技术方案才具备创造性。

表 5-4 本案例的专利申请与对比文件 2 的特征对比

本案例的专利申请	对比文件 2
外骨骼装置的弹性助行部件	外骨骼装置的弹性助行部件
两个弹簧片	一个或多个扭簧
气囊调节大小	未公开

在上述分析的基础上，我们再对照本案例的专利申请的权利要求书，可以发现，本案例的专利申请的权利要求1相对于现有技术是不具备创造性的。但是由于权利要求2和权利要求3中记载了更细化的技术方案，并且这些细化的技术方案没有被对比文件公开，因此，权利要求2和权利要求3最终能够获得授权。

从案例 5-9 中我们也能发现，在撰写中尽量将技术方案的层次完善，能够给专利申请提供更大的稳定性，为发挥专利价值提供有力的支撑。

权利要求的适度概括保证范围合理

通过前面的介绍，很多人可能会产生一个疑问，是不是权利要求写得越长，字数越多，介绍得越详细，最终专利申请越有可能获得授权呢？总体来说，权利要求的字数越多，保护范围越小，现有技术公开这项技术的可能性就越小，授权概率会稍高一些。但是对个案而言，并不一定是这样的情况。由于权利要求过长，可能导致授权的范围会非常小，那么专利申请就算最终获得授权，竞争者也可以很容易绕开专利要求保护的范围对其进行仿制或者改进，那么最终获得授权的专利在工业应用上的价值也会大打折扣。

所以，我们提倡对权利要求进行适度概况，在能获得授权的情况下，尽量扩大授权的保护范围，这样才能使专利权发挥最大的价值。

接下来将通过具体案例帮助大家理解什么是权利要求的适度概况。

案例 5-10

本案例涉及一种肌肤检测方法。发明人发现现有的皮肤保养中保湿是重要的保养方式，各种护肤品中保湿效果以及持续性都不相同，现有的检测装置都是检测皮肤擦上保养品后肌肤的含水量，而没有检测肌肤保湿持续时间的检测功能。基于上述问题和缺陷，发明人想到了一种检测肌肤擦上保养品后保湿持续时间的肌肤检测方法，并申请了专利。

这件专利的权利要求书是这样撰写的：

1. 一种肌肤检测方法，其特征在于，由一肌肤检测装置执行，该肌肤检测装置储存一临界阻抗值，且该肌肤检测方法包含：

（A）在一预设时间值后量测一肌肤的阻抗且产生一指示目前阻抗值的阻抗量测信号；

（B）根据该目前阻抗值及该预设时间值来得到一阻抗增益，该阻抗增益与该目前阻抗值为正相关，且与该预设时间值为负相关；

（C）根据该阻抗增益及一追随时间参数呈指数变化的时间函数来产生一阻抗函数，该阻抗函数规范多个阻抗值与多个时间值的正相关对应关系；

（D）根据该临界阻抗值与该阻抗函数以得到该临界阻抗值对应的该时间值，以作为一临界时间值。

2. 根据权利要求 1 所述的肌肤检测方法，其特征在于，还包含：

（E）将该临界时间值减去该预设时间值，以得到一保湿持续时间，其中，该预设时间值相关于从该肌肤擦上一保养品至量测该肌肤的时间差，该临界时间值相关于从该肌肤擦上该保养品至该肌肤的该阻抗值到该临界阻抗值时的时间差。

3. 根据权利要求 2 所述的肌肤检测方法，其特征在于，还包含：

（F）显示该保湿持续时间，并将该保湿持续时间的信息向外传送。

4. 根据权利要求 1 所述的肌肤检测方法，其特征在于，该肌肤的湿度随时间而变化，且每一阻抗值对应到各自的一相对湿度值，所述阻抗值与所述相对湿度值为负相关。

5. 根据权利要求 1 所述的肌肤检测方法，其特征在于，在步骤（B）中，该阻抗增益的公式为

$$Gain = \frac{\Omega_{tn} - \Omega_0}{e^{\log_{10} tn/\mu}}$$

其中，$Gain$ 为该阻抗增益，Ω_{tn} 为该目前阻抗值，Ω_0 为一起始阻抗值，tn 为该预设时间值，μ 为一曲度参数，该起始阻抗值、该曲度参数会随该肌肤检测装置量测该肌肤时的一频率的变化而变化，该频率为 1000 Hz，该起始阻抗值为 265.12 kΩ，该曲度参数为 1.45。

6. 根据权利要求 5 所述的肌肤检测方法，其特征在于，在步骤（C）中，该阻抗函数的公式为

$$\Omega_{\text{Estimation}}\ (t)\ = \Omega_0 + Gain \cdot e^{\log_{10}\frac{1}{\mu}}$$

其中，$e^{\log_{10}\frac{1}{\mu}}$ 为该时间函数，t 为该时间值，$\Omega_{\text{Estimation}}$ 为该阻抗值。

对这个权利要求进行解读，发明人有意识地在独立权利要求中进行了适当概括。例如，在步骤（B）中，说明了需要根据阻抗值和预设时间值得到阻抗增益，仅仅说明了阻抗增益与阻抗值和预设时间值的关系，并没有具体说明如何计算阻抗增益，只是随后在权利要求 5 中对阻抗增益的算法再进行披露。在这种撰写方式中，权利要求 1 就是一种概括。类似地，在权利要求 1 的步骤（C）中，也对阻抗函数的产生进行了适当的概括，并在权利要求 6 中进一步把相关算法描述清楚。

这件专利申请由于流程具有独特性，因此直接获得了授权，发明人的这种对独立权利要求进行适度概况的撰写方式也为其提供了最大的保护范围，帮助提升了专利的整体价值。

通过案例 5 -9 和案例 5 -10，我们可以发现，对权利要求的适当概括，并结合多层次保护的撰写方式，这一套"组合拳"打下来，既可以最大限度地扩大权利要求的保护范围，又可以提升专利稳定度，是提升专利整体价值的不二法则。如果医生能够再掌握检索技能，准确发掘专利中的发明点，就能够大大提高专利申请的授权概率和应用价值。

说明书的必要扩展提升专利价值

前面所介绍的撰写技巧，都是关于权利要求书的，那么对于说明书有没有撰写技巧或者需要注意的问题呢？当然是有的。

说明书是理解专利文件的基础，也是权利要求书的来源。有些医生可能提出很现实的问题，权利要求在数量过多的时候会被要求缴纳不菲的权利要求附加费，那么能不能把需要扩展的技术方案撰写在说明书中呢？答案当然是可以的。

从理论上说，在极端情况下，发明人在委托专利代理机构的情况下，甚至都不需要阅读权利要求书，只要确认说明书的技术内容是正确、完整的，那么即便权利要求书撰写中存在瑕疵，也是可以基于说明书的记载进行修改的。

说明书既然这么重要，那么如何撰写说明书才能提升专利价值呢？下面将通过一个案例向大家分享说明书撰写全面的好处。

---- **案例 5－11** ----

在介入手术中通常会使用介入导管。介入导管一般采用复合材料制成，分为内、中、外三层，其中内层和外层为高分子材料制成的管体，中间层是金属丝编织的编织网管，三层热熔在一起形成导管。现有的导管在制造时通常是从完整编织网管中剪取一段，在编织网管端头会出现"散丝"，金属丝的头端散开使得编织丝常常裸露在导管外缘，影响导管质量。为了解决"散丝"问题，发明人发明了一种导管，其主要构思就是使得导管的主体部中间层的网格在远端形成闭合结构。

这件专利申请的主要构思并不复杂，说明书针对主要构思进行了丰富的展开，在纵向上发掘主要构思的深度，在横向上撰写多个并列技术方案，形成了多个实施例。以下针对第一个实施例的撰写进行摘录。

0027. 如图 5－11 所示，导管 10 为长形中空管状结构，具有沿其长度方向延伸的纵向中心轴线。导管 10 包括主体部 11 和设于主体部远端的显影部 12。其中，主体部 11 包括由内向外依次设置的呈中空管状的内层 111、包覆于内层 111 外的中间层 112 和包覆于中间层 112 外的外层 113。内层 111 和外层 113 均由高分子材料制成，本实施例为 PEBAX。在其他实施例中，内层和外层可以由同种材料制成也可以由不同种材料制成，材料可以是尼龙、PTFE 或聚酯等。

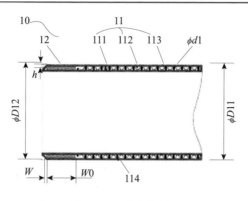

图 5 – 11　本申请图 1

0028. 中间层 112 可由多根编织丝 114 交叉编织而成，且其远端为闭合结构而不是编织丝 114 呈"散丝"状的自由端。本发明的"中间层远端为闭合结构"指中间层的远端为除中间层的远端由多根编织丝的自由端形成的散开的非闭合结构（非闭合结构下的多根编织丝的自由端是相对自由的开放结构）之外的结构。可以理解的是，在其他实施例中，中间层也可以是其他方式形成的网格状结构，如通过切割金属管材形成的网格状结构。具体地，本实施例的编织丝 114 为不锈钢丝。如图 5 – 12 所示，编织丝 114 在中间层 112 的远端侧形成有开口方向朝向近端的弯折段 115，弯折段 115 远端包括一顶点 116，定义相邻两条编织丝 114 远端的顶点分别为第一顶点 116a 和第二顶点 116b。第一顶点 116a 和第二顶点 116b 沿中间层 112 的周向间隔设置。如此，多根编织丝 114 的多个顶点 116 沿中间层 112 的周向间隔设置。优选地，本实施例中所有第一顶点 116a 和第二顶点 116b 均在导管 10 的垂直于纵向中心轴线的同一横截面上。通过折弯单根编织丝 114 形成具有顶点 116 的弯折段 115。弯折段 115 的弯折角度 θ 可根据实际需求来选择确定，当弯折角度太大时，会导致编织丝网格过疏，导管抗折弯性能较差，反之，弯折角度过小时，编织丝网格过密，导管整体较硬，柔顺性差。因此，为了平衡导管的抗折弯性和柔顺性，最好能使导管网格接近正菱形，故弯折角度 θ 的范围可为 60°～120°。

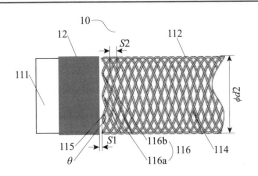

图 5-12　本申请图 2

0029. 中间层 112 为由单丝编织形成的网状结构。所述单丝编织是指一根编织丝 114 弯折形成两根单股编织丝，每根所述单股编织丝与邻近的一根编织丝弯折形成的两根单股编织丝中的一根单股编织丝编织在一起。因此，中间层 112 的最大径向厚度由两根编织丝 114 的直径 $\phi d1$ 叠加决定。为了进一步保证导管 10 主体部 11 最大直径 $\phi D11$ 与显影部 12 处直径 $\phi D12$ 相等，显影部 12 的最大径向厚度 h 应与中间层 112 厚度一致，即 $h = 2\phi d1$。可以理解的是，在其他实施例中，显影部的最大径向厚度也可以小于中间层的最大径向厚度，此时，导管在显影部处的最大直径较主体部处的最大直径小，依然不会因为增加显影部而增大导管最大外径，并且，在使用导管时，显影部所在的最大直径较小的导管远端先进入体内，过渡平顺，导管更容易穿入，对人体伤害小。

0030. 显影部 12 为环形结构，设于内层 111 与外层 113 之间。显影部 12 与中间层 112 在内层 111 外并列设置但不重叠，即显影部 12 在导管 10 的纵向中心轴线所在的截面上的投影与中间层 112 在该平面上的投影不重叠。同时，显影部 12 的远端与内层 111 远端之间在平行于导管 10 的纵向中心轴线的方向上存在一定间隙 W，使得外层 113 在热熔处理后可与内层 111 紧密贴合。为防止显影部 12 因间隙 W 过小外露、脱落或因间隙 W 过大导管 10 远端在装配时发生外翻翘边的现象，W 的长度优选为 1~3 mm。

0031. 显影部 12 的近端与中间层 112 的远端之间在平行于导管 10 的纵向中心轴线的方向上存在一定距离 S1。为了保证导管推送性能和抗折弯性能良好，距离 S1 应在一个合理的范围内。若距离 S1 过大，在推送过程中，导管 10 的外层 113 容易在显影部 12 近端与中间层 112 之间隆起形成褶皱，造成导管 10 推送困难；若距离 S1 过小，在推送过程中，顶点 116 与显影部 12 易相互挤压，且二者之间为单点接触，加上编织丝 114 较柔软，会造成中间层 112 远端整体外扩，甚至会套接在显影部 12 上，损坏导管 10。因此，距离 S1 需满足以下条件：

0032. $\dfrac{1}{2}S2 \leqslant S1 \leqslant S2$

0033. 其中，S2 为中间层 112 上编织丝 114 轴向相邻交叉点的平均距离。S2 由编织丝 114 编织后的网格密度决定，网格密度则由中间层 112 外径 $\phi d2$、编织丝的股数 n、弯折段 115 的角度 θ 确定。本实施例的导管 10 的编织丝 114 为均匀编织，即编织丝 114 均匀分布在内层 111 外，且编织丝股数不宜过多或过少，编织丝股数过多容易造成导管整体柔顺性差，编织丝股数过少则会使导管整体抗折弯性能变差。因此，编织丝的股数可优选为 12~16 股。S2 可由以下公式表示：

$$S2 = \frac{2nd2}{n\tan\dfrac{\theta}{2}}$$

因此，距离 S1 应满足以下条件：

0034. $\dfrac{\pi d2}{2n\tan\dfrac{\theta}{2}} \leqslant S1 \leqslant \dfrac{\pi d2}{n\tan\dfrac{\theta}{2}}$

0035. 显影部 12 为在成像设备下可显影的显影性材料，可选为贵金属材料或合金材料，如本实施例的铂铱合金。显影部 12 可以在导管 10 进入体内后在成像设备的辅助下显示导管 10 的具体位置。为使导管 10 具有较好的显影性又不影响导管 10 的整体性能，本发明导管 10 的显影部 12 宽度 $W0$（显影部 12 在平行于导管 10 的纵向中心轴线的方向上的长度）不宜过小或过大。显影部过小则导管显影性差，过大则会使得导管远端过硬，可能会在使用过程中损伤血管。因此，显影部的宽度 $W0$ 可选为 $3 \sim 4$ mm。

0036. 本实施例的导管中间层远端为闭合结构，不存在编织丝的自由端，避免了导管成型后编织丝裸露的情况，降低了导管在使用过程中破损的风险。同时，本实施例的导管显影部与导管中间层在径向上没有重叠，且显影部最大径向厚度不大于中间层的最大径向厚度，使得导管引入显影部之后具有显影性，但最大外径不因此增大，导管能适应小直径的血管，提高了导管的推送性能。

该说明书总共给出了四个具体的实施例，说明了如何去除编织网管头端的"散丝"。

实施例一是最基础的一个实施例，介绍了导管的结构，中间层的编织方式，中间层通过远端顶点 116 形成闭合结构。同时，还进一步细化了导管网格的弯折段弯折角度、金属丝直径与显影部厚度之间的关系，说明了显影部与中间层远端的距离 $S1$ 与中间层上编织丝交叉点的平均距离 $S2$ 之间的关系，并说明了具体的定量关系所达到的有益效果。

实施例二在实施例一的基础上，改进了两点：一是中间层远端具有径向缩口，而且中间层的远端多个顶点不平齐。该实施例还进一步量化了第一顶点、第二顶点之间的轴向距离 $S4$ 与中间层上编织丝轴向相邻交叉点的平均距离 $S5$ 之间的关系，并说明了具体的定量关系所达到的有益效果。

实施例三对实施例一进行了进一步改进，在显影部近端设置了多个与中间层顶点对应的缺口，使得缺口收容顶点。并进一步量化了缺口深度 $S6$ 与显影部轴向宽度 $W1$、编织丝轴向相邻交叉点平均距离 $S7$ 之间的关系，说明了具体的定量关系所达到的有益效果。

实施例四对实施例一做了进一步改进，将编织丝远端设置为自由端，并在中间层远端设置一个收容件用于收容编织丝远端。

可以看出，这件专利申请的说明书通过详尽的介绍，把如何去除"散丝"的方案一步步细化，通过多种结构设计、定量化的方式，论述了细化方案的有益效果。这件专利申请的说明书不仅为在审查过程中可能的修改提供了足够的依据，并且也在说明书中通过多个变体、细化进一步解释了细化的方案和技术效果。同时，即便有人想在这件专利的基础上进一步创新，所需要的创造性高度也是比较高的，因为本申请的说明书的记载都可以作为现有技术来评价创造性。

这件专利申请在撰写权利要求时，也采用了技巧，原始撰写的独立权利要求范围还是比较大的：

1. 一种导管，包括主体部和显影部，所述显影部设于所述主体部远端，所述主体部包括呈网格状的中间层，其特征在于，所述中间层远端为闭合结构，所述显影部与所述中间层在所述导管的纵向中心轴线所在的截面上的投影不重叠。

在实质审查阶段，这个权利要求被审查员质疑创造性，但是申请人仍然通过加入说明书中的修改使得这件专利申请获得了授权。

授权的权利要求 1 如下：

1. 一种导管，包括主体部和显影部，所述显影部设于所述主体部远端，所述主体部包括呈网格状的中间层，其特征在于，所述中间层远端为闭合结构，所述显影部与所述中间层在所述导管的纵向中心轴线所在的截面上的投影不重叠，所述显影部的近端与所述中间层的远端之间在平行于所述导管的纵向中心轴线的方向上存在一定距离 $S1$，其中，$\frac{1}{2}S2 \leq S1 \leq S2$，$S2$ 为中间层上编织丝轴向相邻交叉点的平均距离。

可以看出，相对于原始提交的文本，正是由于说明书记载了"所述显影部的近端与所述中间层的远端之间在平行于所述导管的纵向中心轴线的方向上存在一定距离 $S1$，其中，$\frac{1}{2}S2 \leq S1 \leq S2$，$S2$ 为中间层上编织丝轴向相邻交叉点的平均距离"相关的内容，使得权利要求具有了修改的可能，正是由于说明书记载了对应的有益技术效果，才使得本案具有创造性的理由让人信服。

医疗方法专利撰写中的特殊性要求

▶ 不能被授权的医学方法

▶ 如何撰写医学方法专利

本书第三章提到，疾病的诊断和治疗方法在我国专利法中规定是不能授予专利权的。在我国的专利审查实践中，对医疗方法，采用两个法条并用的方式。对于疾病的诊断和治疗方法，使用《专利法》第二十五条第一款第（三）项的规定，将其从专利法的授权范围中予以排除；而对于非治疗目的的外科手术方法，认为其不具有《专利法》第二十二条第四款规定的实用性。

简而言之，一个与医疗相关的方法，根据其目的区分，若有诊断疾病的目的，则属于疾病的诊断方法；若有治疗疾病的目的，则属于疾病的治疗方法；若既没有诊断目的又没有治疗目的，但又确实存在对人体的介入的外科手术处置步骤的，则属于非治疗目的的外科手术方法，根据实用性条款对其排除。

值得一提的是，专利法意义上的诊断方法、治疗方法、手术方法实际上和临床上的定义是不同的，如果对医疗相关方法的特殊性没有了解，很容易因为客体问题而使得申请的专利被驳回。接下来，本节将通过案例介绍不能被授权的医学方法，以及可以采用哪些技巧来申请医学方法专利。

不能被授权的医学方法

不能被授权的医学方法（也称医学客体问题），主要包括三类：①疾病的诊断方法；②疾病的治疗方法；③非治疗目的的外科手术方法（实用性问题）。

目前，包括我国在内的大多数国家在专利法中都将上述方法排除在可授权对象之外。从立法本意上看，出于人道主义的考虑和社会伦理的原因，医生在诊断和治疗过程中应当有选择各种方法和条件的自由。另外，这类方法直接以有生命的人体或动物为实施对象，无法在产业上利用，不具备实用性，不属于专利法意义上的发明创造。因此，疾病的诊断和治疗方法不能被授予专利权。专利权作为一种工业产权，应当能够在包括农业在内的任何工业产业中制造或使用。而非治疗目的的外科手术方法，由于是以有生命的人或者动物为实施对象，无法在产业上使用，因此不具备《专利法》第二十二条第四款规定的实用性。

接下来将分别介绍这三类方法。

1. 疾病的诊断方法

专利法意义上的诊断方法，指的是为识别、研究和确定有生命的人体或动物体病因或病灶的过程。

《专利审查指南》中对于属于诊断方法的判断给出了以下说明。

一项与疾病诊断有关的方法如果同时满足以下两个条件，则属于疾病的诊断方法，不能被授予专利权：

（1）以有生命的人体或动物体为对象；

（2）以获得疾病诊断结果或健康状况为直接目的。

如果一项发明从表述形式上看是以离体样品为对象的，但该发明是以获得同一主体疾病诊断结果或健康状况为直接目的，则该发明仍然不能被授予专利权。

如果请求专利保护的方法中包括了诊断步骤或者虽未包括诊断步骤但包括检测步骤，而根据现有技术中的医学知识和该专利申请公开的内容，只要知晓所说的诊断或检测信息，就能够直接获得疾病的诊断结果或健康状况，则该方法满足上述条件（2）。

以下方法是不能被授予专利权的例子：

血压测量法、诊脉法、足诊法、X光诊断法、超声诊断法、胃肠造影诊断法、内窥镜诊断法、同位素示踪影像诊断法、红外光无损诊断法、患病风险度评估方法、疾病治疗效果预测方法、基因筛查诊断法。

以下几类方法是不属于诊断方法的例子：

（1）在已经死亡的人体或动物体上实施的病理解剖方法；

（2）直接目的不是获得诊断结果或健康状况，而只是从活的人体或动物体获取作为中间结果的信息的方法，或处理该信息（形体参数、生理参数或其他参数）的方法；

（3）直接目的不是获得诊断结果或健康状况，而只是对已经脱离人体或动物体的组织、体液或排泄物进行处理或检测以获取作为中间结果的信息的方法，或处理该信息的方法。

对上述（2）和（3）项需要说明的是，只有当根据现有技术中的医学知识和该专利申请公开的内容从所获得的信息本身不能够直接得出疾病的诊断结果或健康状况时，这些信息才能被认为是中间结果。

案例 5 - 12

某发明人为了解决黑色素瘤早期发现的问题，发明了一种对皮肤组织病变超声测量的方法，其中说明书是这样撰写的：

黑色素瘤细胞由表皮层向真皮组织扩散，当细胞扩散到真皮层时，黑色素瘤的转移性变得至关重要，而黑色素瘤的弹性性质也将发生改变；目前唯一有效的治疗方法是在 Breslow 深度小于 1 mm 时进行手术切除肿瘤；Breslow 深度也是黑色瘤的关键指标，Breslow 深度小于 1 mm 的手术的五年存活率达到 95%；然而随着肿瘤细胞深度扩散，当 Breslow 深度为 1.5～4 mm 时，手术治疗的五年存活率下降到 70%；如果随着癌症加重，黑色素瘤细胞扩散到 4 mm 以下，手术治疗的五年存活率则降到 45% 以下；因此在黑色素瘤早期能够发现治疗是非常关键的。

权利要求书的记载如下：

1. 基于纳米力学对皮肤组织的病变进行超声测量定征的方法，其特征是将生物组织看成是由一系列的纳米节点组成，由此获得声波在生物组织中的纳米力学传播模型；在纳米力学表达中，生物组织材料用一系列节点来表示，这些节点之间间隔一个有限的距离称为节间距离；当节点发生位移时，每个节点的位移增量由泰勒公式展开，泰勒级数的阶数决定了近似的程度，当级数多于一项时就是多尺度理论，在生物组织中取 $M=2$；皮肤组织病变时，节间距离、弹性模量和深度的变化，从而引起超声波的反射系数的变化，因此通过反射系数的变化来判断皮肤病变深度的状态；将纳米力学应用到超声在离散介质中的传播，应用到皮肤组织超声定征中，对于皮肤组织，计算所使用的参数如下：

正常皮肤组织参数：

组织密度 $=1020 \text{ kg/m}^3$，组织 lame 系数 $\lambda=3.10 \text{ GPa}$，$\mu=0.345 \text{ GPa}$，节间距离 $\eta=15 \text{ μm}$；

病变皮肤组织：

组织密度 $=1020 \text{ kg/m}^3$，组织 lame 系数 $\lambda=16.4 \text{ GPa}$，$\mu=0.355 \text{ GPa}$，节间距离 $\eta=20 \text{ μm}$；测量声波反射系数随频率的变化，反射回波在 $10\sim30 \text{ MHz}$ 频率段内的反射系数最小点数变化，节间距离与反射系数最小值点数基本成线性关系，且节间距离越大，反射系数最小值点数越小；通过正常皮肤组织和病变皮肤组织的反射系数对比，得到声波反射系数谱随 Breslow 深度的变化，从而通过反射系数最小值的点数来判定 Breslow 深度。

> 这个方法是一种对皮肤组织超声测量的方法，并没有写出用于诊断哪种疾病，显然不属于临床意义上的诊断方法，那么该方法在专利法意义上是否属于诊断方法呢？
>
> 我们对其进行分析：权利要求1的检测方法利用超声对皮肤组织进行检测，因此其是以有生命的人体或者动物体为对象（满足诊断方法的第一个条件）。该检测方法获得了皮肤病变的 Breslow 深度，根据本申请说明书中的记载可知，Breslow 深度能够反映人体患黑色瘤的严重程度，并且已经有了相应的参考标准：Breslow 深度小于 1 mm 的手术的五年存活率达到 95%；Breslow 深度为 1.5~4 mm 时，手术治疗的五年存活率下降到 70%；黑色素瘤细胞扩散到 4 mm 以下，手术治疗的五年存活率则降到 45% 以下。因此，只要知晓了皮肤病变的 Breslow 深度，就能够直接获得该皮肤病变的诊断结果或健康状况，即皮肤早期病变的深度和程度（满足诊断方法的第二个条件）。因此，该检测方法以获得疾病诊断结果或健康状况为直接目的，属于《专利法》第二十五条第一款第（三）项规定的疾病诊断方法。

从案例 5-12 可以看出，在判断诊断方法时，最主要的是要判断方法是否以获得疾病诊断结果或健康状况为直接目的。

对于"直接目的"的判断，首先，其考察的是从要求保护的方法的技术方案中所获得的检测信息能否直接获得疾病的诊断结果或健康状况，而非该技术方案最终所要解决的技术问题。例如，虽然由说明书的记载可知参数检测方法的目的在于对其中一个步骤进行改进以提高获得的检测信息的准确性，但是只要该方法的实施过程中获得了检测信息，并且通过该检测信息能够直接获得疾病的诊断结果或健康状况，那么该方法就是以获得疾病诊断结果或健康状况为直接目的。其次，《专利审查指南》中对于属于"直接目的"的判断标准为"根据现有技术中的医学知识和该专利申请公开的内容，只要知晓所说的诊断或检测信息，就能够直接获得疾病的诊断结果或健康状况"，即这个判断过程要求我们准确理解本申请的公开内容，全面掌握现有技术中的医学知识，并且"直接获得"说明获得检测信息与诊断结果之间的关联性必须十分紧密，如果还需要对该检测信息进行进一步的处理才能通过其获得诊断结果，那么这样的检测信息就只是一种中间结果。

案例 5–13

某放射科医生在多年对肿瘤的观察中发现了一种比较好的肿瘤成像方法，并据此申请了一件专利。具体权利要求书是这样撰写的：

1. 一种可见光诱导的延迟发光无损伤肿瘤成像方法，其特征在于包括如下步骤：

（1）用功率密度为 0.05～2.00 W/cm^2 和波长范围为 420～700 nm 的可见光激发光源均匀辐照生物体或组织 10～60 s，诱导生物体或组织产生内源性延迟化学发光；

（2）利用光接收组件接收此来自生物体或组织的内源性延迟化学发光信号并将其转换为电信号；

（3）将电信号通过模数转换为数字信号；

（4）处理数字信号并进行影像重建，获得生物体或组织的结构图像。

这件专利申请使用的两种试剂，卟啉类光敏试剂及血清白蛋白，不会对生物体产生各种化学损伤，所以与传统的使用各种荧光对比试剂的方法相比具有无损伤活体成像的优点。说明书记载了这种方法可以对生物活体的肿瘤病变部位成像，图像较为清晰。

对这个权利要求，我们进行如下分析：

根据权利要求 1 中记载的"诱导生物体或组织产生内源性延迟化学发光"、说明书中记载的"卟啉类光敏试剂及血清白蛋白"，并结合现有技术中关于光敏剂成像的原理，本领域技术人员可知，权利要求 1 限定的成像方法正是利用了光敏剂经过光诱导后能够在肿瘤组织中进行化学发光的特性，其最终获得的生物体或组织的结构图像包含了光敏剂的发光信息，而该信息实际上清楚地显示出了肿瘤组织的位置、大小等信息，即通过该图像可以直接获得关于肿瘤病灶的诊断信息，因此该方法以获得疾病诊断结果或者健康状况为直接目的，属于《专利法》第二十五条第一款第（三）项规定的疾病诊断方法。

通过案例 5 - 12 和案例 5 - 13，相信大家对专利法意义上的"诊断方法"有了更深的认识。很多医生认为不是诊断的方法，在专利法意义上，都是不能被授权的。这是否意味着类似的方法都不可能通过专利的方式获得保护呢？显然不是的。我国专利法保护各类发明创造，类似的方法只要规避专利法中"诊断"的核心，或者掌握一定的撰写技巧，仍然是可以获得授权的，具体的撰写方法将在"如何撰写医学方法专利"中进行介绍。

2. 疾病的治疗方法

《专利审查指南》规定，治疗方法，是指为使有生命的人体或者动物体恢复或获得健康或减少痛苦，进行阻断、缓解或者消除病因或病灶的过程。治疗方法包括以治疗为目的或者具有治疗性质的各种方法。预防疾病或者免疫的方法视为治疗方法。对于既可能包含治疗目的，又可能包含非治疗目的的方法，应当明确说明该方法用于非治疗目的，否则不能被授予专利权。

以下几类方法是属于或者应当视为治疗方法的例子，不能被授予专利权。

（1）外科手术治疗方法、药物治疗方法、心理疗法。

（2）以治疗为目的的针灸、麻醉、推拿、按摩、刮痧、气功、催眠、药浴、空气浴、阳光浴、森林浴和护理方法。

（3）以治疗为目的利用电、磁、声、光、热等种类的辐射刺激或照射人体或者动物体的方法。

（4）以治疗为目的采用涂覆、冷冻、透热等方式的治疗方法。

（5）为预防疾病而实施的各种免疫方法。

（6）为实施外科手术治疗方法和/或药物治疗方法采用的辅助方法，例如返回同一主体的细胞、组织或器官的处理方法、血液透析方法、麻醉深度监控方法、药物内服方法、药物注射方法、药物外敷方法等。

（7）以治疗为目的的受孕、避孕、增加精子数量、体外受精、胚胎转移等方法。

（8）以治疗为目的的整容、肢体拉伸、减肥、增高方法。

（9）处置人体或动物体伤口的方法，例如伤口消毒方法、包扎方法。

（10）以治疗为目的的其他方法，例如人工呼吸方法、输氧方法。

需要指出的是，虽然使用药物治疗疾病的方法是不能被授予专利权的，但是，药物本身是可以被授予专利权的。

以下几类方法是不属于治疗方法的例子，不得依据《专利法》第二十五条第一款第（三）项拒绝授予其专利权。

（1）制造假肢或者假体的方法，以及为制造该假肢或者假体而实施的测量方法。例如一种制造假牙的方法，该方法包括在病人口腔中制作牙齿模具，而在体外制造假牙。虽然其最终目的是治疗，但是该方法本身的目的是制造出合适的假牙。

（2）通过非外科手术方式处置动物体以改变其生长特性的畜牧业生产方法。例如，通过对活羊施加一定的电磁刺激促进其增长、提高羊肉质量或增加羊毛产量的方法。

（3）动物屠宰方法。

（4）对于已经死亡的人体或动物体采取的处置方法。例如解剖、整理遗容、尸体防腐、制作标本的方法。

（5）单纯的美容方法，即不介入人体或不产生创伤的美容方法，包括在皮肤、毛发、指甲、牙齿外部可为人们所视的部位局部实施的、非治疗目的的身体除臭、保护、装饰或者修饰方法。

（6）为使处于非病态的人或者动物感觉舒适、愉快或者在诸如潜水、防毒等特殊情况下输送氧气、负氧离子、水分的方法。

（7）杀灭人体或者动物体外部（皮肤或毛发上，但不包括伤口和感染部位）的细菌、病毒、虱子、跳蚤的方法。

案例5-14

输液方法是借助输液装置往体内注入液体的方法。某医生联合厂商发明了一种在静脉注射时发现是否泄漏的方法，其权利要求记载如下：

1. 一种静脉注射泄漏的检测方法，其特征在于，包括：

检测针刺处皮肤的状态参数；

根据所述状态参数判断静脉注射是否发生泄漏；

其中，所述状态参数包括温度场参数，所述检测针刺处皮肤的状态参数的步骤具体包括：检测针刺处皮肤的温度场参数；根据所述状态参数判断静脉注射是否发生泄漏的步骤具体包括：根据所述温度场参数判断静脉注射是否发生泄漏；或者，

所述状态参数包括电导率场参数，所述检测针刺处皮肤的状态参数的步骤具体包括：检测针刺处皮肤的电导率场参数；根据所述状态参数判断静脉注射是否发生泄漏的步骤具体包括：根据所述电导率场参数判断静脉注射是否发生泄漏；或者，

所述状态参数包括温度场参数和电导率场参数，所述检测针刺处皮肤的状态参数的步骤具体包括：检测针刺处皮肤的温度场参数和电导率场参数；根据所述状态参数判断静脉注射是否发生泄漏的步骤具体包括：根据所述温度场参数和所述电导率场参数判断静脉注射是否发生泄漏；

其中，所述温度场参数包括针刺处皮肤的至少两个点的温度，所述电导率场参数为针刺处皮肤的多个点中任意相邻的两个点之间的电导率的集合。

对这个权利要求，我们进行如下分析。首先，权利要求1请求保护一种静脉注射泄漏的检测方法，其通过检测病人针刺处皮肤的温度、

电导率场参数来判断静脉注射是否泄漏。该检测方法是在静脉注射过程中使用，其采集的信息是患者皮肤的状态参数，例如皮肤表面的温度、皮肤的电导率场参数，其与患者的自身状态有关，因此，该方法是以有生命的人体或动物体为对象。其次，该方法通过对患者皮肤的状态参数进行检测来判断静脉注射的药液是否扩散到针头周围的人体组织内，其涉及根据患者的皮肤状态来控制输液的过程，与治疗过程紧密相关。因此，权利要求 1 属于外科手术治疗方法的辅助方法，不能授予专利权。

通过案例 5-14，我们发现在实践中，除了《专利审查指南》明确规定的情形，实际上还有大量的医学方法仍然归属于"治疗方法"，例如与治疗过程紧密相关不可分割的方法。在专利申请和专利文件撰写中，医生可以借鉴前文中的案例加以判断。相关的修改方式和撰写技巧将在后文中介绍。

3. 非治疗目的的外科手术方法

《专利审查指南》规定，外科手术方法是指使用器械对有生命的人体或者动物体实施的剖开、切除、缝合、纹刺等创伤性或者介入性治疗或处置方法。这是对外科手术方法的非穷举式的规定。非治疗目的外科手术方法中的介入性处置，不但包括创伤性的介入处置方法，还包括非创伤性的介入处置方法，例如经由人体食道插入胃镜的步骤、将喉镜插入咽喉的步骤都属于介入性处置。

在判断技术方案是否属于"人体或者动物体的非治疗目的的外科手术方法"时，综合考虑以下四个方面：首先，看技术方案的主题是否涉及外科手术方法，一般产业上广泛使用的方法，如动物模型的生产方法等，不宜直接认为是外科手术方法；其次，判断技术方案是否可再现，此类技术方案中常涉及"有生命的人或动物"，需考虑实施中是否存在个体差异，如果不存在个体差异，宜认为是可再现的，能够产业化；再次，观察技术方案涉及的技术特征是外科手术步骤还是常规试验手段，如导入、注射、植入、剖开等步骤既可以是外科手术步骤，也可以是常规试验手段，可结合操作的主体来辅助判断，如是否必须由医生来操作，还是也可由本领域技术人员来操作；最后，分析发明技术方案的发明点，所述发明点是否在于上述与外科手术有关的步骤或手段。基于上述多方面的考虑，得出判断结论。

在实践中，部分案例没有明确撰写介入的步骤，但是在审查过程中仍然会根据分析认为相关的方法包含了介入性处置过程而判断权利要求属于非治疗目的的外科手术方法。

案例 5-15

某医生发明了一种在手术中利用成像设备实施检测插入体内的手术器具的位置的方法，其权利要求书是这样撰写的：

1. 一种用于相对于患者身体追踪医疗设备的远侧部分的方法，所述医疗设备包括保留在所述患者外部的近侧部分以及插入所述患者身体的远侧部分，所述方法包括：

利用第一医学成像系统对第一身体部分进行成像来在显示器上进行描绘；

检测与所述医疗设备的所述近侧部分相关联的磁元件；

根据被检测的磁元件确定所述医疗设备的所述远侧部分的位置；

在所述显示器上描绘所述医疗设备的所述远侧部分的位置以及所述第一身体部分；

利用第二医学成像系统对第二身体部分进行成像；

以及描绘所述第二身体部分以及所述医疗设备的所述远侧部分的所述位置和所述第一身体部分。

对这个权利要求，我们做如下分析：权利要求 1 请求保护一种用于相对于患者身体追踪医疗设备的远侧部分的方法，所述医疗设备包括保留在所述患者外部的近侧部分以及插入所述患者身体的远侧部分。该医疗设备的远侧部分已经介入人体内，该方法不包括将医疗设备介入人体的步骤。在执行过程中，该方法先利用第一医学成像系统对第一身体部分进行成像，在所述显示器上描绘所述医疗设备的所述远侧部分的位置以及所述第一身体部分；然后再利用第二医学成像系统对第二身体部分进行成像，描绘所述第二身体部分以及所述医疗设备的所述远侧部分的所述位置和所述第一身体部分。由此可见，该方法先在第一身体部分进行成像和显示，然后必然需要将医疗设备的远侧部分移动到第二身体部分，才能实现对第二身体部分进行成像和显示。因此，该方法包括了对介入于人体内的器械进行处置使其位置发生变化的步骤，属于外科手术方法。

案例 5－16

某医院的整形美容医生发明了一种皮肤美容方法，为了规避外科手术风险，还特意将权利要求撰写为"非侵袭性美容方法"，其权利要求书是这样撰写的：

1. 一种用于减少非婴儿人类受试者的富脂细胞的非侵袭性美容方法，该方法包含：

将冷却组件以非侵袭的方式施加至接近该受试者的皮肤，以降低含有该富脂细胞的局部区域内的温度，并足以选择性减少该区域的该富脂细胞，同时维持该受试者皮肤的温度，其中，接近该冷却组件的非富脂细胞不会被破坏。

对于该申请，我们需要结合说明书来判断，说明书记载了以下内容：

不受特定理论所限，相信对富脂细胞的选择性破坏是由于在一定温度下冷却时高度饱和脂肪酸的局部结晶引起的，而在该温度下不会引起非富脂细胞的高度饱和脂肪酸的结晶。晶体撕裂富脂细胞的双层膜，造成坏死。如此，在可引起富脂细胞晶体形成的温度下，可避免非富脂细胞例如真皮细胞的损伤。也认为冷却引起富脂细胞的脂肪分解（例如代谢作用），进一步促进皮下脂肪组织的减少。脂肪分解可经由局部暴露于冷环境，诱生交感神经系统兴奋来强化。

通过对说明书的阅读，我们发现，权利要求 1 请求保护一种"用于减少非婴儿人类受试者的富脂细胞的非侵袭性美容方法"，该方法包括"将冷却组件以非侵袭的方式施加至接近该受试者的皮肤，以降低含有该富脂细胞的局部区域内的温度，并足以选择性减少该区域的该富脂细胞"的步骤，该步骤需要冷却受试者的皮肤，以选择性减少含有富脂细胞区域的富脂细胞。该方法的步骤中虽然冷却组件并没有侵入人体内部，但是根据说明书的上述记载可知，上述方法实质上对富脂细胞造成了损伤破坏，引起富脂细胞的脂肪分解，也就是说对人体的组织造成了损伤，因此属于外科手术方法。该方法是一种去除脂肪的方法，是非治疗目的的方法，因此权利要求 1 的方法属于非治疗目的的外科手术方法，无法在产业上应用，因而不符合《专利法》第二十二条第四款有关实用性的规定。

如何撰写医学方法专利

通过前面各小节的介绍，相信很多医生都迫不及待想要了解怎样才能撰写一个能够被授权的医学方法专利。本小节将介绍具体的四种撰写方法供大家参考：排除式限定、撰写为"制备……的用途"、将医学方法模块化、删除或改变关键特征。

1. 排除式限定

排除式限定，顾名思义，就是在充分了解不授权的医学方法后，将可能涉及的不授权客体从权利要求中排除出去，以期获得授权的撰写方法。

这种撰写方法的主要依据是,《专利审查指南》规定了对于既可能包含治疗目的,又可能包含非治疗目的的方法,应当明确说明该方法用于非治疗目的,否则不能被授予专利权。

采用这种方法对权利要求进行撰写或修改,主要包括以下方式:在主题名称中限定"用于非诊断目的的""用于非治疗目的的""用于教学的""用于科研、试验的""非用于人体或动物体的""用于单纯美容的"。这些方式是对目的、对象的描述。

采用这种方法撰写医学方法专利时,应当注意说明书的完整性,即说明书中应当明确记载权利要求的技术方案能够用于非治疗目的。如果说明书明确记载了专利申请是用于诊断或治疗目的的,并且说明书通篇都没有记载任何关于非诊断或治疗目的的内容,那么申请人进行专利申请的目的就是保护一种诊断或治疗方法,提出一种新的诊断或治疗方法或是其改进。在这种情况下,采用排除式限定对权利要求进行修改会导致修改超范围而不能被授权。如果在原始申请文件中主要记载的是诊断或治疗方法,但是原始权利要求或说明书中笼统地说明了方法也可以用于非诊断或治疗目的,那么这种撰写方法就是合适的。

案例 5 –17

发明人想到了一种测量输注过程输注速率的方法。原始的权利要求是这样撰写的:

1. 一种利用具有活塞的分配器测量分配药剂的速率的方法,该活塞被在药剂的容器内沿着运动轴驱动,该方法包括:

a. 照亮被设置在和活塞耦合的活塞杆上的编码零件的编码图形;

b. 检测来自照亮的编码图形的光线并产生检测器信号;以及

c. 至少基于检测器信号确定活塞杆相对于基准参考位置的位移。

在审查员指出"该方法对药剂进行分配,属于疾病的治疗方法"后,申请人将权利要求 1 中"药剂"改成"物质",进一步限定了"该物质不输送给病人",并增加了技术特征。修改后的权利要求如下:

1. 一种利用具有活塞的分配器测量分配物质的速率的方法，该物质不输送给病人，且该活塞在物质的容器内沿着运动轴线被驱动，该方法包括：

a. 照亮被设置在和活塞接合的活塞杆（38）上的多个编码零件（46）的编码图形；

b. 检测来自照亮的多个编码零件（46）的光线并产生检测器信号；以及

c. 至少基于检测器信号确定活塞杆（38）相对于基准参考位置的位移；

其特征在于，多个编码零件之间的任意两个相邻间隔的组合唯一地标识容器的特性，以及确定位移的步骤包括利用两个相邻间隔之间的距离确定容器的特性。

本申请的说明书中有以下记载：

本发明涉及光学传感器，其用于监控由传输设备传输的比如药剂这样的物质的源和/或量。泵的描述以及考虑传输治疗剂给患者仅是通过实例的方式，而不加以限定。"本发明的实施例也可以有益地应用于，例如，传输净化剂给供水装置""应该理解本发明的教导可应用于其他应用的多种流体，比如传送化学品给便携水的提供者"。

这件专利申请由于说明书记载了"本发明的实施例也可以有益地应用于，例如，传输净化剂给供水装置""应该理解本发明的教导可应用于其他应用的多种流体，比如传送化学品给便携水的提供者"，本领域技术人员可以毫无疑义地确定权利要求1所述的方法可用于不输送给病人的场合，因此，完全可以通过放弃式修改将"输送给病人"的场合从权利要求中排除。修改后的方法包括技术特征"该物质不输送给病人"，排除了将请求保护的方法用于治疗目的，所以这个修改后的权利要求就满足了客体的相关规定，能够被授予专利权。

2. 撰写为"制备……的用途"

物质的医药用途如果以"用于治病""用于诊断病""作为药物的应用"等这样的权利要求申请专利，则属于专利法意义上的疾病的诊断和治疗方法，不能被授予专利权。而由于药品及其制备方法均可依法授予专利权，因此，物质的医药用途发明以药品权利要求或者例如"在制药中的应用""在制备治疗某病的药物中的应用"等属于制药方法类型的用途权利要求申请专利是可以授权的。

采用医疗器械进行诊断或治疗的方法属于专利法中的"疾病的诊断和治疗方法"，因此不能被授予专利权；但是医疗器械的制造方法是可以授予专利权的。

基于以上认知，我们在撰写专利申请文件时就可以有意识地采用这种方式来撰写医学方法专利，以获得授权。

案例 5 –18

某医生发现采用电极治疗可以用于治疗呼吸系统疾病、心血管系统疾病、胃肠道系统疾病、皮肤疾病、肌肉 – 骨骼疾病、神经系统疾病、眼科疾病、生殖泌尿系统疾病和炎性疾病等一系列用途，据此发明了一项专利，其权利要求撰写如下：

1. 一种具备电极的设备在制备用于减轻或治愈患者选自呼吸系统疾病、心血管系统疾病、胃肠道系统疾病、皮肤疾病、肌肉 – 骨骼疾病、神经系统疾病、眼科疾病、生殖泌尿系统疾病和炎性疾病的装置中的用途，其中所述装置设计成使得多个电子作为一系列交流电信号施用于所述患者，持续 5 ~ 100 µs 的时间，幅度为 10 ~ 100 V，所述交流电信号施用到所述患者皮肤，在所述患者的多个部位，所述部位选自背部和/或胸部和/或颈部和/或面部，并且，可选地，在一个或多个被怀疑处于病理状态的部位。

对这个权利要求进行分析：根据其主题名称可以确定，权利要求 1

请求保护"一种具备电极的设备在制备用于减轻或治愈……疾病的装置中的用途",是用设备来制造装置的方法权利要求。从权利要求的具体限定来看,该装置设计成使得将交流电信号施用于患者,这是对装置的功能性限定,而并非限定了该装置的制造方法包括将交流电信号施用于患者这一步骤。因此,这个专利就不属于专利法意义上的"疾病的诊断和治疗方法",能够获得专利权。

3. 将医学方法模块化

随着技术的发展,越来越多的医学方法可以完全通过计算机自动实施。所以,很多专利代理机构在撰写时喜欢按照计算机程序流程的写法来撰写医学方法。这种撰写方法大部分情况下是可行的,这是因为:

《专利审查指南》规定,按照与该计算机程序流程的各步骤完全对应一致的方式,或者按照与反映该计算机程序流程的方法权利要求完全对应一致的方式,撰写装置权利要求,即这种装置权利要求中的各组成部分与该计算机程序流程的各个步骤或者该方法权利要求中的各个步骤完全对应一致,则这种装置权利要求中的各组成部分应当理解为实现该程序流程各步骤或该方法各步骤所必须建立的程序模块,由这样一组程序模块限定的装置权利要求应当理解为主要通过说明书记载的计算机程序实现该解决方案的程序模块构架,而不应当理解为主要通过硬件方式实现该解决方案的实体装置。

案例 5 – 19

例如案例 5 – 14 "一种静脉注射泄漏的检测方法",我们可以按照模块化的方式对其进行改写,得到下面这个权利要求:

1. 一种用于检测静脉注射泄漏的装置,其特征在于,包括以下装置:

用于检测针刺处皮肤的状态参数的装置;

用于根据所述状态参数判断静脉注射是否发生泄漏的装置;

　　其中，所述状态参数包括温度场参数，所述检测针刺处皮肤的状态参数为检测针刺处皮肤的温度场参数；根据所述状态参数判断静脉注射是否发生泄漏时：根据所述温度场参数判断静脉注射是否发生泄漏；或者，

　　所述状态参数包括电导率场参数，所述检测针刺处皮肤的状态参数为检测针刺处皮肤的电导率场参数；根据所述状态参数判断静脉注射是否发生泄漏时：根据所述电导率场参数判断静脉注射是否发生泄漏；或者，

　　所述状态参数包括温度场参数和电导率场参数，所述检测针刺处皮肤的状态参数为检测针刺处皮肤的温度场参数和电导率场参数；根据所述状态参数判断静脉注射是否发生泄漏时：根据所述温度场参数和所述电导率场参数判断静脉注射是否发生泄漏；

　　其中，所述温度场参数包括针刺处皮肤的至少两个点的温度，所述电导率场参数为针刺处皮肤的多个点中任意相邻的两个点之间的电导率的集合。

　　通过这样的改写，由于说明书原文中存在完整的对应的步骤流程，这个方法完全以计算机程序流程为依据，所以改写为"一种用于检测静脉注射泄漏的装置"时可以将其理解为实现程序流程各个步骤必须建立的程序模块，而不是一种实体装置。改写后的权利要求的主题名称是"一种用于检测静脉注射泄漏的装置"，虽然可以判断静脉注射是否发生泄漏，但是该修改后的权利要求已经不再是方法，而是属于产品权利要求。当需要检测静脉注射泄漏时，可以通过购买该产品来获得使用的权利。所以，这个修改后的权利要求就满足了专利法中对于医学方法的客体要求。

　　是否所有的案例都可以通过产品化来克服客体问题呢？当然不是的。例如下面这个案例。

案例 5 −20

某医院的一位医生在工作中总结了一种治疗脑微出血的方法，想把这个方法专利化。通过与专利代理机构的交流，该医生得知疾病的治疗方法不能被授予专利权，故而在专利代理机构的建议下，直接把这个方法产品化了，提交了名称为"一种脑微出血治疗设备"的专利申请。

其中的权利要求是这样撰写的：

1. 一种脑微出血治疗设备，其特征在于，包括以下步骤：

第一步：选取 36 例脑出血患者，将 36 例患者分为试验组和对照组，两组各 18 例；

第二步：所有患者均参照国内外指南应用常规的药物治疗，试验组患者在常规治疗基础上加用上肢缺血适应训练治疗；

第三步：训练方法为将血压计袖带缚于上臂，通过向袖带内充气使其内部压力达到 200 mmHg，压闭肱动脉以阻断上肢动脉血液供应，造成上肢处于缺血状态并维持 5 min，之后将袖带内气体释放使其内部压力降至 0 mmHg，上肢恢复血液灌注并维持 5 min，反复重复上述上肢缺血和再灌注过程共 5 次；

第四步：上肢缺血适应训练在患者查出脑微出血后开始应用，每天治疗 1 次，连续进行治疗 12 个月；

第五步：本试验主要观察脑微出血患者经过 12 个月治疗后脑微出血变化情况，脑微出血变化以微出血数目来评价。

对这个权利要求进行分析，其名称"一种脑微出血治疗设备"是产品，但是对该产品的限定都是通过多个步骤来实现的，并且其中的每个步骤都是明确的医学处置方法步骤，而非前面案例中的计算机执行的模块化步骤。医学处置方法过程必须由医疗工作者实施，不可能脱离医学应用对象而单纯在计算机上实施，因此，这个权利要求就不能"按照与计算机程序流程的各步骤完全对应一致的方式"来理解为程序模块，所以这个专利申请虽然有意识地把医学方法产品化了，但是这个改写出来的产品，实质上是不清楚产品结构、参数的，本质上仍然是一种医学方法，这种写法也是不能被授予专利权的。

4. 删除或改变关键特征

通过前面的介绍我们发现，审查员在指出医学方法属于疾病的诊断或治疗方法时，通常都会判断方法的目的，在指出医学方法属于非治疗目的的外科手术方法时，通常都会指出具体的隐含介入性操作的步骤。那么，我们就可以通过把指向诊断或治疗目的以及介入性操作的步骤的关键特征删除或改变，使得这样的医学方法专利能够获得授权。

案例 5 – 21

某医生在工作中发明了一种呼吸监测方法，能够基于多个监测器来监测诸如肺音、血氧饱和度等参数，进而判断呼吸是否健康，其最早的权利要求是这样撰写的：

1. 一种用于呼吸自我监测的方法，包括以下步骤：

S1：接收从病人处收集的生理数据；

S2：接收环境数据；

S3：至少部分地基于所述生理数据和所述环境数据，产生所述病人的呼吸数据；

S4：响应于所述呼吸数据，输出呼吸健康警报。

审查员指出这个方法"响应于所述呼吸数据，输出呼吸健康警报"包含了对人体的健康状况的判断，故属于疾病的诊断方法，不能被授予专利权。针对这样的审查意见，发明人对权利要求进行了修改，修改后的权利要求如下：

1. 一种用于呼吸自我监测的方法，包括以下步骤：

S1：接收从病人处收集的生理数据；

S2：接收环境数据；

S3：至少部分地基于所述生理数据和所述环境数据，产生所述病人的呼吸数据。

本案例中，原权利要求 1 的步骤 S4 "响应于所述呼吸数据，输出呼吸健康警报"是基于步骤 S3 得到的呼吸数据的分析进行呼吸健康警报，从而得到人体呼吸是否健康的诊断结果，属于明显的得到诊断结果的步骤。而修改后的权利要求中，将疾病诊断方法中明显的诊断步骤 S4 删除，修改后的权利要求得到的就只是呼吸数据，根据呼吸数据是不能直接判断出呼吸的健康状况的，属于中间结果，因此，这个修改后的权利要求就克服了审查员指出的缺陷，能够被授予专利权。

　　通过本节的介绍，相信医生们已经对不能被授权的医学方法有了初步的认识，并对怎样撰写、修改类似的权利要求有了一定的体会。值得一提的是，所有的撰写都离不开说明书的支持。为了给撰写留有最大的余地，在说明书中充分、全面地介绍各个方法步骤，明细步骤的作用，扩宽方法的应用场景，对于方法专利的撰写和修改都是非常有利的。

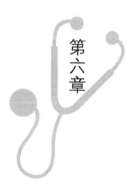

第六章

做好专利保护开启转化之路

引 言

有一些医生有疑虑：为什么我的专利明明已经拿到了授权证书，但是在与合作方谈成果转化时会因为专利而被拒绝呢？其中主要的原因就是大家习惯了医疗行业常见的许可证制度，会将专利证书看成是一种许可证。因此会想当然地认为：我拿到了专利证书，我就获得了生产、销售这项技术的权利。

实际上，专利权在法律上是一种排他权，其价值不仅体现在专利证书这个载体上，更准确地说，应当是体现在对应专利的权利要求书的保护范围中。这有点类似房产证，证书固然重要，但房产证上记载的房屋位置、面积、户型等信息才是最终决定房产价值的。因此，仅追求专利的授权与否，简单地认为一项技术创新只要对应的专利能授权，其就具有了想象中的权利，是导致现实中很多专利价值较低的重要因素之一。

因此，在这一章中我们会告诉医生如何判断专利实质的保护范围以及由此带来的价值大小。此外，还会初步涉及专利布局的概念，帮助医生建立多点、多层次保护的意识。这部分涉及的知识更加专业，本书限于篇幅无法详细展开，仅希望医生初步建立专利保护和专利布局的概念。

专利的价值主要由专利的保护范围决定

专利之所以产生价值，是由于法律赋予它的排他权。也就是说，对于任何一个拥有某项专利权的个人或企业（称为专利权人）而言，法律赋予了专利权人一项权利：任何单位或者个人未经专利权人许可，均不得实施其专利。从这项权利的描述可以看出，专利权赋予了专利权人一项技术的垄断权利，正是由于这种垄断可以带来商业上的利益，从而奠定了专利价值的基础。这也就是为什么在进行成果转化时，投资方均要求待转化的技术是具有专利的。

由此可以看出，专利价值的大小与其保护范围的大小是密不可分的。前面引言中描述的合作方提出的对专利的质疑，其主要原因也是由于该专利虽然已被授权，但其专利保护范围较小，即其"排除他人"的范围较小。这种"排除他人"的范围小就导致了其并不能很好地阻止他人使用该项技术，那么该技术的垄断权也就得不到保证，因此该专利的价值也就大打折扣。对于合作方来说，如果一项技术并不是垄断的，那么进行市场化过程中就会碰到更多的困难，合作方对其进行转化的意愿也就非常低。

因此，我们在进行技术创新时，除了应当关注专利授权与否，还应当重点关注专利的实质保护范围，培育真正有价值的专利，为成果转化打下坚实的基础。

了解专利保护范围是做好"点保护"的前提条件

▌ 专利保护范围的解读基础是权利要求书

▌ 专利保护范围的解读遵循 "全面覆盖" 原则

▌ 医生关于专利保护的常见认识误区

专利保护范围的解读基础是权利要求书

前面已经介绍过，一项专利申请包括权利要求书、说明书、说明书附图、摘要和摘要附图。但其中能够对专利保护范围产生最主要和最直接影响的只有权利要求书。因此，如果想要衡量一个专利的保护范围大小，只要重点分析其权利要求书即可。

但是在实践中，由于医生的专利申请大多是由专利代理机构完成的，医生只完成了技术交底书，并且最终专利文件中说明书与技术交底书最为相似，同时权利要求书看起来相对晦涩难懂，这一系列原因导致了医生通常认为"我的技术方案就是说明书里的技术方案"，从而忽视了权利要求书的重要作用和意义。

最终判断他人是否侵犯了自身专利权的最重要依据就是权利要求书。无论是国家市场监督管理总局开展的知识产权行政执法还是法院进行知识产权侵权诉讼审理，其所针对的对象都是涉嫌侵权的产品和授权专利的权利要求书。也就是说，专利权人在维护自身权益的时候，最重要的依据就是授权专利的权利要求书。

医生通常不参与权利要求书的撰写，同时，由于对权利要求书的理解存在障碍，因此，医生很少对专利代理机构撰写的权利要求书进行审核。这导致在实践中很多医院体系的授权专利的权利要求书保护范围与发明人心里所想的内容存在差异，从而造成医生获得的"排他权"很小，无法阻止其他人实施类似的技术，自身的权利无法得到合理的保护。因此，对于权利要求如何理解，如何实现最大的保护，是医生必须考虑的问题，下一节将重点介绍这一内容。

专利保护范围的解读遵循"全面覆盖"原则

首先，一项权利要求由两部分组成：主题名称、技术方案。两者通过"其特征在于"连接。很多医生就是看到了"其特征在于"这样的术语而产生了困惑，从而无法准确理解权利要求的内容。实际上，在解读权利要求时，医生可以直接将"其特征在于"这几个字忽略，这样剩下的主题名称和技术方案就能够通顺地连接起来，符合日常阅读习惯了。

例如，一种口腔手术钳，包括钳喙（5）、关节（4）、钳柄（3）、手指握环（1），其特征在于：钳喙（5）内侧的夹持部位有齿纹（7），钳喙（5）外侧有向外延伸的挡板（6）。

这个权利要求的主题名称为"一种口腔手术钳"；技术方案为"包括钳喙（5）、关节（4）、钳柄（3）、手指握环（1），钳喙（5）内侧的夹持部位有齿纹（7），钳喙（5）外侧有向外延伸的挡板（6）"。

其次，无论主题名称还是技术方案，都是由技术特征构成的。对上述提到的权利要求而言，描述结构的技术特征为：口腔手术钳、钳喙（5）、关节（4）、钳柄（3）、手指握环（1）；描述位置的技术特征为：钳喙（5）内侧的夹持部位有齿纹（7），钳喙（5）外侧有向外延伸的挡板（6）。

再次，判断一项产品是否侵犯授权专利的专利权，主要通过产品的特征与专利的权利要求中的技术特征对比实现。判断原则是：侵权的产品或者方法的技术特征与专利的权利要求书所记载的全部技术特征一一对应并且相同（或等同）。这里需要注意的是，上述原则是指侵权产品的特征与权利要求书的全部特征相同，而不是要求权利要求书的特征与侵权产品的全部特征相同。也就是说，权利要求中的特征在产品中都能够找到对应的特征，即该产品全面覆盖了权利要求，那么该产品就涉嫌侵犯该专利的专利权。

如果权利要求中记载的技术特征包括 A、B、C、D，而涉嫌侵权的产品的特征为 A、B、C，此时由于权利要求中的 D 在产品中没有对应特征，则该产品并未全面覆盖该权利要求，因此该产品不侵权。

如果权利要求中记载的技术特征包括 A、B、C、D，而涉嫌侵权的产品的特征为 A、B、C、D、E，此时由于权利要求中的全部特征在产品中均有对应特征，则该产品已经全面覆盖该权利要求，因此该产品侵权。可见，产品中有额外的特征 E 并不是其不侵权的理由。

从上述判断原则可以有以下不严谨但是很实用的推论：权利要求的技术特征越多，对应专利的保护范围越小，他人产品就越容易规避侵权风险。

案例 6-1

某医院的一位医生在进行口腔手术时发现，手术中经常需要使用手术钳夹持下颌升支前缘，阻挡升支前缘的软组织及口角，从而暴露手术视野，同时也为骨凿、骨刀以及各种颌骨动力器械提供操作空间。但现在使用的口腔手术钳由于钳喙细长，无法充分阻挡升支周围组织，只能使用其他辅助工具来协助，这样反而挤占了操作空间。为此，该医生提出了将手术钳的钳喙外侧设置向外延伸的挡板的技术方案（见图6-1），通过钳喙外侧挡板可充分有效地隔离周围软组织，为手术提供操作空间。

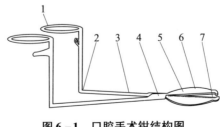

图 6-1　口腔手术钳结构图

其权利要求是这样撰写的：

权利要求1：一种口腔手术钳，包括钳喙（5）、关节（4）、钳柄（3）、手指握环（1），其特征在于：钳喙（5）内侧的夹持部位有齿纹（7），钳喙（5）外侧有向外延伸的挡板（6）。

在这个权利要求中，发明点记载得清楚明确，且没有增加过多不必要的特征，因此其保护范围还是比较合适的。只要生产、销售、使用了和上述描述一致的手术钳，那么就会侵犯这个发明专利的专利权。但假设该权利要求写成如下方式：

权利要求1：一种口腔手术钳，包括钳喙（5）、关节（4）、钳柄（3）、手指握环（1），其特征在于：钳喙（5）内侧的夹持部位有齿纹（7），钳喙（5）外侧有向外延伸的挡板（6）；手指握环（1）与钳喙（5）平行且位于不同平面。

如果权利要求为上述形式，那么至少存在这么一种情况：某人生产的手术钳借鉴了"钳喙（5）外侧有向外延伸的挡板"这一构思，但他生产的手术钳"手指握环（1）与钳喙（5）位于同一平面"（见图6－2），那么也不侵犯上述专利的专利权。也就是实现了，既借鉴了发明构思，又绕过了发明保护，使得上述发明形同虚设，专利价值大打折扣。

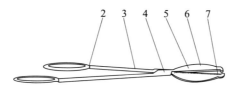

2　3　4　5　6　7

图6－2　仿制的口腔手术钳结构图

从这个案例可以看出，哪怕是增加了半句话，甚至是很容易被忽视的内容，专利保护的范围也可能大打折扣。因此，授权的专利也未必能够最大限度发挥其价值。

在实践中，医生往往在要转化专利时才发现保护范围、专利价值的问题，但这些问题本质上是在之前的专利申请过程中就已经埋下了。很多医生在专利申请阶段更在意专利是否能够被授权，殊不知很多专利即使被授权，也几乎没有了保护的价值。所以，在完成技术的创新后开始申请专利之时，要认识到：授权不是专利的终点，获得切实的保护才是发挥专利价值的保证。

医生关于专利保护的常见认识误区

误区 1：只要申请了专利就获得了保护。

首先，专利获得授权才能获得保护，才具有我们上面说到的排他权。如果目前只是专利申请，而没有获得授权，则不能实现对产品的保护。另外，获得授权的专利要每年按时缴纳年费，如果没有及时缴纳年费会导致专利权失效，也就无法实现对产品的保护。

其次，正如前面提到过的，是否获得保护以及保护范围的大小还应当看其授权文本中权利要求书是如何记载的。这里要强调一点，医生在提交专利申请时的权利要求书记载和最终获得授权时的权利要求书记载并不一定完全一样。而专利的权利范围是以最终授权专利的权利要求书记载为准的。

误区 2：他人的产品和我的构思一样就侵权。

在司法实践中，衡量产品是否侵权是将产品与专利的权利要求相比较，采用上面介绍的"全面覆盖原则"进行判断。通俗来说，产品和权利要求一样才会侵权。为什么强调对比的对象是"权利要求"而不是"发明构思"呢？这是因为，首先发明构思更多的是体现医生的发明思路，而这种思路的内容会随时间、空间、对象的变化而改变。在实践中，很多医生在撰写专利时向专利代理机构描述的自己的发明构思和专利审查阶段向审查员描述的自己的发明构思都不一样。产生这种情况有主客观多方面的原因，但无论怎样，发明构思的易变性导致其不可能作为一个能够主张的法律权利。

误区 3：专利保护范围越大越好。

虽然前面介绍了决定专利保护力度的就是权利要求的保护范围，范围越大保护力度越大，他人也越难以绕开该专利实施产品。但是，一项专利（权利要求）的保护范围和其授权概率是反比关系，保护范围越大，授权概率越小，授权难度越大；保护范围越小，授权概率越大，授权难度越小。因此，申请人在提交专利申请时，需要平衡保护范围和授权的难易程度。过度追求较大的专利保护范围可能会导致专利不被授权，那么所谓的"大范围"也就无从谈起，获得的权利基本为零。

制定专利布局策略是实现"面保护"的必由之路

▶　什么是专利布局

▶　专利布局对于科技成果转化的重要意义

▶　如何制定专利布局策略

▶　如何具体实施专利布局

▶　医疗相关细分领域专利布局策略举例

　　既然针对技术创新已经提出并申请了专利，相关技术已经获得专利的保护，那么为什么还需要考虑专利布局呢？回答这个问题之前，先看一下我们日常生活中常见的可口可乐饮料背后有哪些专利。假如你是可口可乐产品技术的拥有者，你会为自己的技术申请哪些专利进行保护呢？大家最容易想到的就是针对可口可乐的配方申请专利。然而事实超出我们的想象，可口可乐公司围绕可口可乐产品进行了大量的专利申请，其专利申请的方向包括以下几个方面：

- 自动售货机的结构以及控制系统改进；

- 灌装、分配系统的改进；

- 包装材料的组成、结构；

- 包装材料催化剂以及多元醇的制备；

- 甜味剂。

　　为什么可口可乐公司在很多我们想不到的技术上申请了大量专利呢？这就是一个企业对于产品的专利布局策略，这一专利布局策略服务于它的市场战略，能够实现对于产品和市场最佳的保护。下面我们会详细介绍专利布局的重要意义以及如何进行专利布局。

什么是专利布局

专利布局并没有严格的定义，通常业内的定义是：专利布局是一种构建专利组合的顶层规划和指导思想，是专利战略思想的体现和延伸，是一个为达到某种战略目标而有意识、有目的的专利组合过程。❶

对于医生的科技创新工作而言，专利布局就是考量科技成果未来的市场前景、应用场景、竞品技术，对科技成果的技术内容进行深入挖掘，通过多项专利组合的方式实现对技术成果全方位保护的过程。

专利布局对于科技成果转化的重要意义

科技成果价值如何衡量、创新者和市场主体的权益如何保证、科技成果如何发挥市场竞争力都是科技成果转移转化过程中亟待解决的问题。而由于专利权具有法律上的排他性，能够保证技术的独占性，因此通过合理的专利布局可以保障拥有者的合法权益，实现技术发明的价值，提升产品的市场竞争力，同时也能够为创新者和市场主体搭建交流合作的桥梁，成为技术转移转化的重要媒介。

1. 弥补单一专利"点"保护的不足

随着知识产权保护意识的增强，大部分医生在完成技术创新后通常会想到申请专利来进行保护，但很少有医生会想到进行专利布局。甚至"一项技术（产品）只能申请一项专利"是很多医生潜意识中的固有看法。很少有医生能够想到一项技术可以通过申请多项专利进行保护。为数不多的

---

❶ 马天旗. 专利布局［M］. 2 版. 北京：知识产权出版社，2020.

医生在经过与专利代理机构沟通后决定申请多项专利，但也仅仅是为了提高专利的数量，并不清楚其中的本质原因。

（1）弥补单一专利保护范围不足的缺陷。

前面已经介绍过，每个专利都有自己的保护范围，保护范围决定了专利的价值和对技术的保护力度。

如果对于一项技术创新只申请一项专利，显然只能获得一个保护范围，多申请自然可以获得多个保护范围。因此简单来看，进行专利布局可以扩大专利保护的覆盖范围，那么自然对相应产品的保护力度会更大。

而且对于很多技术而言，具有多个创新点，如果仅保护一个或保护它们的交集，会造成保护范围的损失。例如，一项技术创新，虽然最终成果是一个产品，但其中涉及了 A、B、C 三个创新点，其中 A 是最主要的创新点，B 和 C 是在研发 A 的过程中提出的。此时，如果只申请一项专利进行保护，可以选择在权利要求中保护只包括创新点 A 的技术方案，或者在权利要求中保护包括创新点 A、创新点 B、创新点 C 的技术方案。

如图 6 - 3 所示，左边阴影部分是选择在权利要求中保护只包括创新点 A 的技术方案时获得的保护范围，右边黑色部分是选择在权利要求中保护包括创新点 A、创新点 B、创新点 C 的技术方案时获得的保护范围。

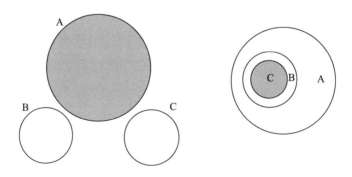

图 6 - 3　不完整的保护范围

可以看出，无论哪种方式，都没有实现对整个技术创新最合理的保护。如果他人实施包括创新点 B 或创新点 C 的方案，那么就有可能绕过专利保护而不发生侵权行为。这样，整个专利保护就无法起到对技术保驾护航的作用。事实上，最合理的保护范围应当是如图 6 - 4 所示，即保护范围包括 A、B 和 C 的并集。而要实现这样的保护范围，则应当针对创新点 A 申请一项专利，针对创新点 B 申请一项专利，针对创新点 C 申请一项专利，由这三个专利构成一个覆盖最大的"面"的保护范围。

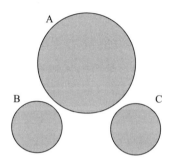

图 6 - 4　完整的保护范围

（2）对复杂系统实现多层次保护。

有些创新成果并不只是一个产品，而是一系列配套产品一起使用。例如，某位医生根据大量病例数据发明了专用于某个部位的骨板，但是在研发过程中发现，在安装骨板时不能使用现有的骨钉，需要对骨钉结构进行改进。而骨钉和骨板结构的改进又影响了手术器械的结构，也需要相应改进。在这种情况下，虽然这位医生的最主要的创新成果是骨板结构的设计，但如果只针对骨板申请一项专利，那么改进后的骨钉、手术器械就无法得到保护。

再如，某位医生与其他研发人员合作，实现了利用 CT 图像对肺部肿瘤的判别，为医生诊断提供辅助信息。如果仅就肺部肿瘤判别装置申请专利，虽然可以保护利用 CT 图像对肺部肿瘤进行判别的装置，但是这主要是针对医院内辅助诊疗这一场景实现的保护，对于该装置在不同应用场景下的不同应用形态就无法保护。例如，为该系统增加网络通信设备，就可以用于线上问诊；将该系统算法固化在手机 App 中，就可以由患者拍摄 CT 胶片的图像，实现居家的自我预判。这些应用场景的实现并不困难，其完全依附于医生最原始的创新。但如果不对这些场景进行保护，就会丧失这部分权利。

（3）避免单一专利权利不稳定的风险。

此外，在专利程序中存在一个名为"专利无效宣告请求"的程序，通常是由他人发起的，针对专利权人已授权专利实施的，其目的是使得专利权人的专利丧失权利。无效程序的通俗理解为：他人向国家知识产权局提出专利权人的专利不应当授权的理由，由国家知识产权局经过审理进行判定，若理由成立，则专利权人不再享有专利权，那么该专利对应的技术也就无法获得排他性保护。

在司法实践中，通常是发生专利侵权纠纷时会启动无效程序。即当专利权人发现市场上有产品侵犯其专利权而提起诉讼时，对方的最常见应对策略就是通过专利无效宣告请求程序使得专利权人的专利"失效"，如果无效成功，则对方也就不存在侵权的问题。

专利权的稳定性就是衡量一个授权专利是否容易被无效。假设每项专利的稳定性相同，那么其被无效的概率都是相同的。在这种情况下，医生针对科技创新成果只获得一项授权专利所面临的专利保护"失效"的风险更高。如果医生的创新成果获得了多项授权专利，那么他人将每一项授权专利都无效是非常困难的。通俗来说，如果医生对自身的创新成果布局了多项专利，那么即使有一项专利被无效，其余专利依然会发挥作用，对产品实现保护，从而避免该成果变成公有技术而造成自身利益的损失。

2. 最大化保障科技成果转化过程中的创新者的利益

从上面的分析可以看出，通过专利布局可以从专利数量、技术维度、保护层次等多个方面提升整体专利策略的价值，为相应的技术创新提供更为全面的保护，实现较大范围的排他性权利。

医生在寻求合作伙伴时，由于不可避免地需要交流技术方案内容而导致技术信息容易被他人所获知。一旦合作不成功，那么在未进行专利布局的情况下，对方可能会实施该技术而不会出现侵权风险。即使合作成功，专利布局的强度也会极大地影响技术成果转化的价值。如果能够制定恰当的专利布局策略，使得该技术能被较好地保护，那么其相应的转让、许可价值也会大幅度提升。

3. 科技创新成果走向市场化的重要保障

医生在完成独立转化或与他人合作完成转化后，技术成果将面临市场的考验。此时，严密的专利布局保护策略和专利自带的排他性权利属性相互叠加就成为该技术成果快速占领市场的利器，同时也可以避免他人仿造、抄袭该技术成果，保证产品市场份额的稳定性。

此外，如果不实施严密的专利布局策略，那么该技术成果一旦推向市场，并取得较好的市场反响，将会有大量业内人士针对该技术成果进行深入研究，寻找该技术成果可延伸的创新点，并进行专利申请。一旦申请获批，那么他人可能会利用取得的专利权反过来限制原始创新者技术成果的应用范围。

如何制定专利布局策略

在知识产权行业，目前对于专利布局所考虑的因素主要包括产业层面、企业层面、产品层面、竞争对手层面、合作伙伴层面等。[1] 但是这种专利布局的思路更多适用于企业。企业通常具有相对完善的产品线、明确的竞争对手和相对成熟的团队。对于医生进行的科技创新而言，从规模来说，大多数专利还集中在个人创新和团队创新上；从产业流程来说，大多数专利还集中在科技成果转化开始前或产品化初期阶段。因此，常规意义上的专利布局策略并不能完全适用于医生主导的科技创新过程。为此，需要对专利布局思路进行重新考量。

1. 以技术成果为基础制定基本布局策略

（1）对现有技术成果进行技术分解，初步确定布局点。

对于一个稍微复杂的技术成果而言，可以利用技术分解的手段将其拆分成多个技术分支，甚至多级技术分支。下面以脑深部刺激器技术为例，

---

[1]　马天旗. 专利布局［M］. 2 版. 北京：知识产权出版社，2020.

展示技术分解表的构成，如表 6 - 1 所示。

表 6 - 1　脑深部刺激器技术分解表

一级分支	二级分支	三级分支
脑深部刺激器	方向电极技术	定向电极
		分段电极
		阵列电极
	感知与控制技术	状态检测方法
		电极选择方法
		刺激响应方法
		电路结构
		算法
	操作智能化技术	可视化操作
		远程控制

从表 6 - 1 可以看出，脑深部刺激器技术根据不同技术内容可以分解为三级技术分支。其中二级技术分支包括方向电极技术、感知与控制技术、操作智能化技术。每个二级技术分支又可以细分为多个三级技术分支。例如，感知与控制技术分支可以细分为状态检测方法、电极选择方法、刺激响应方法、电路结构、算法。

研发人员可以针对技术分解表的最末一级技术分支进行评估，如果该技术分支存在创新点，或与创新点密切关联，那么就可以初步认定在该技术分支以确定好的创新点为内容进行专利申请。例如，在"刺激响应方法"分支中，可以提出专利申请"基于诱导患者运动障碍的电刺激来识别刺激参数值的装置"；在"算法"分支中，可以提出专利申请"利用卷积神经网络基于脑电波检测个体运动热点位置的设备和方法"。具体是否需要提出申请，与该技术分支是否存在创新点有关。研发人员在评估时可以利用前面章节介绍的检索评判方法，评估该分支所使用的技术与现有技术之间是否存在显著区别，如果存在，那么就初步具备了专利布局的价值。以此类推，根据上述方法，我们可以根据技术分解表制定出基本的专利布局结构。

（2）根据技术方案的成熟度初步确定需要重点布局的技术分支。

虽然有一些技术本身具有先进性，但在临床实践中应用难度较大，短期内无法实现产品化、实用化。对于此类技术，更多的是为未来进行布局，而不追求短期利益。因此，应当深入挖掘技术方案，围绕技术核心点进行布局。同时，也应当在对核心点的专利布局完成后，持续关注该技术的实用化进展，提前进行产品化层面和应用化层面的专利布局。

还有一些技术在可预见的时间内能够实现临床应用，甚至该技术本身就是针对现有产品的更优改进。对于这类相对成熟的技术分支，应当充分调研行业、竞争对手的专利布局情况，有针对性地进行完整的专利布局。这种布局不仅要包括涉及关键技术的核心专利，还应当包括涉及产品组成的重要专利，甚至是涉及产品应用形态或应用场景的外围专利。

（3）根据技术的关联度调整布局策略。

无论是已经进行到产品设计阶段还是暂处于技术研发阶段，产品和产品之间，技术分支和技术分支之间，以及技术分支中目前的技术方案和未来的技术方案之间均可能存在非常高的关联度。这在专利上表现为在对一个技术方案进行专利申请文件的撰写时，不可避免地会描述到另一个技术方案的内容；或是多个技术方案的核心技术内容相似；或是目前技术方案中会提及未来产品或未来技术的初步构思。那么这个专利申请在公开后会成为专利法意义上的现有技术，将可能影响与之关联的其他技术专利申请的新颖性和创造性，从而造成相关技术的专利申请无法获得授权。

因此，对于任何一个技术分支在进行专利布局时，若存在与其具有强关联关系的技术方案，则应当同时考虑各个技术方案与其同步提交专利申请；若与其关联的技术中存在需要使用技术秘密方式保护的内容，则应当在对其进行专利申请撰写时避免描述相关内容，以防止造成相关技术公开；若存在与其相关联的未来技术，则同样应当避免在其专利申请及宣传推广中提及相关构思。

2. 以行业发展为指引划分重点布局方向

（1）行业技术创新特点。

医疗行业技术创新主要可以分为药物、医疗器械、医学检验以及人工智能等新技术的应用等。这些不同的细分行业技术创新具有不同的特点，在进行专利布局时应当充分考虑。

药物相关的专利布局重点关注化合物组分、晶型、制剂、用途；医疗器械的相关专利布局重点关注产品形态、结构组成、功能实现以及可能涉及的相关算法；医学检验相关的专利布局重点关注检测设备结构、试剂盒的生物化学成分、检测检验方法；对于人工智能等新技术在医疗领域的应用，在进行专利布局时应当重点关注相关算法和其实现的功能。

（2）行业技术发展阶段。

医疗行业细分领域较多，且不同细分领域发展情况差异较大，因此应当根据细分领域发展阶段进行专利布局。

例如，脑机接口技术领域，是目前神经学的新的研究方向，该行业技术研究处于快速发展期，虽然实现临床应用还有一定距离，但未来发展前景广阔。对于这类探索型细分领域，应当充分整合现有资源，将布局重点放在其核心技术上。

而对于冠脉支架领域，其经过了四十多年的发展，从金属支架、药物涂层支架到可降解支架，产品形态不断更新，产品细节不断优化。对于这类产品化和市场化程度较高的细分领域，应当将专利布局重点放在对产品细节的创新以及该创新的应用场景上。

此外，诸如核磁、CT、超声检测领域，其产品形态已经固定，更多的创新集中在算法的优化方面。对于这类产品高度成熟的细分领域，应当将专利布局重点放在性能与进一步优化相关的技术上。

（3）行业技术发展方向。

对于目前市场上具有竞争力的产品、未来具有广泛应用前景的核心技术，应当倾斜资源，进行专门的调研与规划，实施多层次、高密度的专利布局。特别是对于一些能够改变现有产品形态、完善现有产品功能、提高现有产品性能的基础技术，则更应该构建由核心专利、重要专利、外围专利组成的三层专利布局体系。而对于产品中涉及的某些主要组成技术，虽然其对产品功能的实现来说必不可少，但只是已知技术的直接使用，或是通用技术的简单转用，则应当在有限的条件下减弱专利布局的强度。

3. 以同类竞品为对照调整具体布局强度

同类竞品不仅包括在布局前已知的与专利权人自身技术存在竞争关系的产品，还包括广义的、潜在的、未来可能出现的与专利权人自身技术存在竞争关系的产品。通常情况下，在医疗领域，竞品就是应用于同一场景下、治疗或诊断同一疾病所使用的产品。竞品的存在对我们是否能够按计划完成基本专利布局策略具有重大的影响。同时，竞品会在未来的市场中与专利权人的产品直接竞争，因此如何通过专利布局提高产品竞争力也是需要考虑的问题。

为此，我们需要重点弄清楚以下三件事，才能做好自身的专利布局。

首先，竞品是否已有相关专利申请。如果竞品已经有相关的专利申请提出，那么一方面我们需要判断自己的产品是否可能发生侵权风险，另一方面需要研究我们所确定的基本专利布局策略中的各个技术分支所涉及的技术方案是否已经被其公开，或有相似之处。若已经完全被公开，那么该技术方案将不能申请专利；若存在相似之处，则我们要重新评估该方案与其相似度的高低，也就是该方案的创造性高低，来决定是否可以在该技术分支进行专利申请。

其次，分析竞品所涉及专利的时间和空间属性。时间上，如果相关专利申请时间分布均匀且较长，那么这个竞争对手就是一个深耕该领域的市场主体，其技术研发能力和专利布局能力将是不容忽视的。该竞争对手可能已经通过专利布局策略对产品和技术方向进行了"围猎"。那么，我们需要对其专利涉及保护的技术进行更深入的研究。相反，如果相关专利申请主要集中在近两年，或近两年才刚刚出现个别的专利申请，那么说明该竞争对手也是该技术的新参与者。空间上，无论竞争对手在哪个国家申请专利，都已构成现有技术，都可能会影响我们下一步专利申请的新颖性和创造性，从而影响我们专利布局的自由度。

最后，分析竞品所涉及专利的技术分布。由于专利实质上是对技术方案的一种法律保护，因此其究竟保护的是何种技术是对我们专利布局策略影响最大的因素。图6-5是波士顿科学公司在脑深部刺激器技术的专利布局。从图6-5中可以看出，该公司并没有在多个技术分支上进行均衡的专利布局。那么对于其布局的技术空白点（如定向电极、阵列电极、电路结构），我们就可以有针对性地进行布局，抢占该技术空白点；而对于其布局的重点，我们可以详细分析自身技术与其布局的专利技术间的区别后再进行专利申请，如此才能有效提高我们专利申请的成功率。例如在方向电极技术方面，该公司以分段电极为主，未对定向电极、阵列电极技术进行布局，那么在考虑竞争关系时，我们可以在这些技术方向进行布局。但这里要提醒的是，这仅仅是波士顿科学公司的专利布局情况，我们能否在定向电极、阵列电极技术进行高强度专利布局，还应当检索行业其他竞争对手在该技术上的专利布局情况后再做决断。对于波士顿科学公司已经大量布局的可视化操作技术，如果我们的技术优势确实在此方向，那么应当仔细将其与波士顿科学公司的技术进行对比，找到我们与其的真正区别所在，这样才能提高专利申请的成功率，同时获得较大的保护范围，使得我们的技术能够在严密的专利布局中杀出重围。

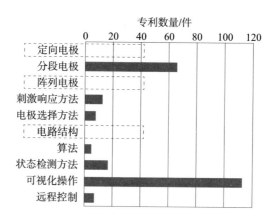

图6-5　波士顿科学公司在脑深部刺激器技术的专利布局

4. 以团队资源为条件选择适当布局规模

以上均考虑的是外部因素，但对于一个可实施的专利布局策略而言，科研团队内部的情况也需要重点考虑，这里最主要的是资金成本和人力资源调配。

专利布局是对未来的规划，因此在现阶段其只能产生成本而无法带来收益。特别是对于科研团队而言，常常面临资金短缺的局面，此时进行大量的专利布局，会占用团队大量资金，影响正常的技术研发和市场推广。若整个团队发展受到限制，那么专利布局的未来收益也就无从谈起。同时，专利布局是一个非常专业、系统的工作，且与企业发展战略紧密相关。这个工作在大型企业中是以专利管理部门的形式完成的。而科研团队通常没有足够的人力资源建立专门的专利管理部门，因此专利布局最终实施通常由研发人员兼职完成，这会极大地影响专利布局的效果和可实施性。因此，对于不同的团队，需要根据团队资源选择适合的布局规模。

对于个人创新者或团队规模较小的创新者，如果资金有限，建议在基本布局策略的基础上结合行业、竞品的具体情况选择重要的、核心的、有前景的技术分支进行布局。同时充分利用各级政府及行业的支持政策，在资金得到补充后可逐步完善其余布局。

对于个人创新者或团队规模较小的创新者，如果资金充足，建议除了选择重要的、核心的、有前景的技术分支进行布局，还可选择部分次要的技术分支委托专业机构进行布局。

对于团队规模较大的创新者，如果资金有限，建议分工协作，充分利用各级政府及行业的支持政策，选择重要的、核心的、有前景的技术分支进行布局，同时兼顾次要技术分支的布局。

对于团队规模较大的创新者，如果资金充足，建议按照专利布局策略进行完整布局。

如何具体实施专利布局

1. 全面调研

在进行专利布局时，调研是第一步也是必不可少的一个步骤。调研的作用在于对整个行业、技术、市场主体有一个全面完整的认识，为后续技术分解表的制定提供依据，为最终的专利布局策略提供信息支持。

调研按照对象分为行业调研、竞争对手调研、技术调研等。行业调研是针对待布局的技术所属的行业的发展阶段、行业特点、市场热点、竞争态势等信息进行全方位的搜集和整理；竞争对手调研的对象是与自身存在直接竞争关系的市场主体、科研院所或团队，调研的目标是获取竞争对手的产品信息、技术应用、研发重点、专利情况等信息，进行有针对性的搜集和深入的分析；技术调研主要是针对待布局的技术，对技术组成、技术发展脉络、技术转化情况、技术难点、技术空白等多个指标进行调研。

2. 制定技术分解表

技术分解表是对一项技术的拆解展示，也是对一项技术进行专利布局的框架大纲。后续流程中对于现有技术的分析以及布局策略的制定都是依照技术分解表展开的。制定完整的技术分解表才能够清晰地展示在某一项技术的各个细分技术点上目前行业已经存在的专利情况，从而才能够有针对性地选择恰当的技术点进行自身新的专利布局。在专利布局的过程中，技术分解表的制定原则包括以下几个方面。

（1）对于产品类技术通常从整体结构、零部件构成、控制算法、制造工艺、材料选择等角度进行分解；对于工艺流程类技术，通常以流程步骤作为分解的主要方式；对于算法类技术，通常从算法步骤、功能效果、应用场景等角度进行分解。

（2）由于实际技术情况复杂，技术无法明确区分属于哪类技术时，可以综合考虑以上三种方式，即可以选择某一类技术的某些角度进行技术分解，也可以选择多类技术的全部角度进行技术分解。

（3）技术分解应当按照技术点的从属关系逐级进行，通常分解到三级
技术分支。

3. 制定基本专利布局策略

研发人员根据步骤2制定的技术分解表，对自身的技术进行分解，寻找各
个最后一级分支中对应的创新点，并将其确定为该技术分支下的拟申请专利的
技术方案，从而初步形成基本的专利布局策略，得到基本专利布局策略表。

4. 确定专利布局的重点方向

根据行业发展的情况在步骤3获得的基本专利布局策略表的基础上划分
需要重点布局的技术分支。行业发展情况可以由调研获得。所考虑的因素
主要有：该技术方案是否为行业发展重点，是否具有市场用户规模，是否
能替代现有产品，是否为国家支持的重点方向等。

此外，行业发展情况也可以根据后面步骤6标引后的数据分析得到，这
部分内容与常规专利分析方法类似，包括行业技术专利布局的热点和空白
分析、主要竞争对手技术专利布局的热点和空白分析、专利布局技术热点
变化趋势分析、技术问题－技术手段分析。

行业技术专利布局的热点和空白是以整个行业相关技术的专利数据为
基础，进行步骤6的数据分解和标引，根据最后一级分支中专利的数量判断
该技术点的行业热度。由此，可以获知哪个技术点目前已经被大量布局，
哪个技术点目前还少有人布局。

主要竞争对手技术专利布局的热点和空白是以筛选出来的几个主要竞
争对手的相关技术的专利数据为基础，分别进行步骤6的数据分解和标引，
根据最后一级分支中每个竞争对手的专利数量，判断针对该技术点每个竞
争对手的布局强度。由此，可以获知相关竞争对手重点布局的技术点都有
哪些，每个竞争对手布局的空白分布在哪些技术点上。

专利布局技术热点变化趋势是在进行行业技术专利布局的热点和空白

分析的基础上，将分析的数据在时间维度展开，由此可以获得不同时间点行业专利布局热点的变化。

技术问题–技术手段分析是以技术问题为入口，统计解决某一技术问题的所有技术手段，由此可以获知行业内或主要竞争对手在面对业内突出问题时的主要解决手段。

5. 检索专利数据

常用的检索手段包括以下两种。

（1）针对技术进行检索：根据前面技术调研的结果，选择恰当的检索关键词和分类号进行专利文献的检索。通常为了保证检索结果的全面，可以采用针对技术主题检索和针对主要技术构成检索相结合的检索策略。

（2）针对主要竞争对手进行检索：根据前面行业调研和主要竞争对手调研的结果，以申请人为入口，对主要竞争对手申请的专利进行检索。但这里要注意的是，有些竞争对手涉及的产业较多，很多专利与我们准备布局的技术关系不大，此时应当结合第一种检索手段进行检索。

6. 对检索结果进行分类、标引

对于上述步骤 5 检索得到的结果，首先应当去除与待布局技术不相关的数据噪声；然后对去噪后的专利数据按照各自所属技术类别的不同，分配到步骤 2 制定的技术分解表中；同时为了后续分析方便，还应当对分配至分解表中的每一项专利数据进行标引。标引的内容包括：该专利解决的技术问题、涉及的关键技术、主要技术发明点等。

7. 根据检索结果调整初步确定的布局策略表

将步骤 6 得到的每个最末一级技术分支填充的专利文献与该分支中拟申请专利的技术方案进行对比，评估该技术方案的新颖性和创造性。若两者相同，则该技术方案不能申请专利；若存在相似之处，则要重新评估该方案与其相似度的高低，也就是该方案的创造性高低，来决定是否可以在该技术分支进行专利申请。同时也可以根据两者的不同之处重新进行技术方案的完善，以保证两者具有显著的区别，提高专利申请的质量。

8. 制定最终的专利布局策略

根据第 7 步调整完毕的布局策略表，再结合团队实际人力及资金情况，选择适合的布局规模。若人力和资金有限，则选择布局策略表中的重点技术分支进行布局，其余可充分利用各级政府及行业的支持政策，在资金得到补充后可逐步完善其余布局；若人力和资金充分，则可以实施完整的布局策略。

医疗相关细分领域专利布局策略举例

1. 医疗器械相关技术专利布局策略

医疗器械相关技术大多数可以依照产品类专利布局策略进行，主要从以下方面考虑布局。

（1）产品结构。例如冠脉支架的整体结构、内窥镜的整体结构、心脏封堵器的整体结构等。

（2）重要零部件。例如脑深部刺激器中的方向电极、超声设备中的超声探头等。

（3）配套产品。例如安装骨板的特殊工具。

（4）控制方法。例如对于手术机器人运动的控制方法、对于采集流程的控制方法、生理信号的采集控制方法等。

（5）软件算法。例如核磁图像去噪方法、异常心率信号的提取算法、可视化界面呈现算法等。

（6）生产、调试工艺。例如伤口敷料的制备方法、医用材料表面镀膜方法等。

通过专利检索确定由上述各方面组成的技术分解表中每一项的专利数量后，可分析专利数据呈现的规律，并结合待布局技术的优势特点进行有针对性的布局。

图6-6列出了波士顿科学公司和美敦力公司这两家公司在脑深部刺激器技术方面共同的专利布局情况。从图6-6中可以看出，这两家公司从重要零部件（包括定向电极、阵列电极、分段电极和电路结构）、控制方法（包括刺激响应方法、电极选择方法和状态检测方法）、软件算法（包括可视化操作、远程控制和算法）三个方面进行了专利布局，并对每个方面进行了细化布局。

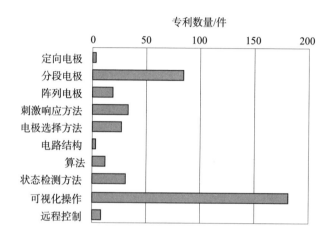

图6-6　波士顿科学公司和美敦力公司在脑深部刺激器技术的专利布局

由于这两家公司在脑深部刺激器技术领域处于世界领先的地位，市场上大部分脑深部刺激器产品和相关技术均是由这两家公司研发的，因此它们的专利布局基本可以代表行业对于该技术的专利布局情况。一方面，进行技术创新的医生可以向这些成熟的医疗器械企业学习专利布局策略；另一方面，从图6-6也可以看出基于目前他人已有的专利布局强度，医生再次进行专利布局的难度的高低。对于已经形成专利布局热点的技术分支，例如可视化操作技术，我们应当慎重进行专利布局；对于目前专利数量较少的技术分支，例如定向电极、电路结构等，可以进行充分布局。

假设我们研究的脑深部刺激器产品的优势主要在于定向电极、电路结构以及电极配置的可视化方法，那么我们在定向电极技术和电路结构技术分支可以进行大量专利布局，以在这些技术分支获得充分的专利保护，从而确立竞争优势。但对于电极配置的可视化方法，其属于可视化操作中重要的组成部分，已被两家行业巨头进行高强度、严密的专利布局，想要再进行专利布局保护已较为困难。此时则需要将我们的技术与行业内相关技术进行深入比对，分析我们的技术与现有技术的区别，必要时还可以重新进行查新检索。这样一方面可以确保布局的专利能够获得授权，另一方面能够在此基础上争取最大的专利保护范围。

2. 药品化合物相关技术专利布局策略

在进行药物发明的专利布局时，通常从基础化合物（核心成分）、晶型、基础化合物的改型、制剂、基础化合物与其他化合物组合、制备方法、药物用途等角度进行布局。

基础化合物结构是整个技术的核心，可以布局 1~2 件基础专利，以对药品的基本成分进行保护。从基础化合物到实际产生疗效的药品还需要确定化合物改型、晶型、制剂、制备方法，因此这些角度也是一项药品化合物发明后的重点布局角度，以对药品实际形态和生产过程实施保护。对于药品而言，其最终都将用于治疗某种疾病，因此，药物的用途也是专利布局的重点之一。

此外，在一些新的化合物完成发明后还应当探索其是否能够与其他药物一同构成组合物，以及这些组合物是否可以用于治疗某些疾病，由此进行新组合物的专利布局和组合物用途的专利布局。

图 6－7 是辉瑞公司立普妥药品的专利布局策略。❶ 从图中可以看出，整个专利布局以基础化合物为核心，围绕晶型、药用盐、和其他化合物构成的组合物、制剂、制备方法、药物用途六个方面进行了全方位的专利布局，由此成就了世界上第一个年销售额超过百亿美元的单品药物。

---

❶ 杨铁军. 产业专利分析报告（第27册）：通用名化学药物［M］. 北京：知识产权出版社，2014：75－92.

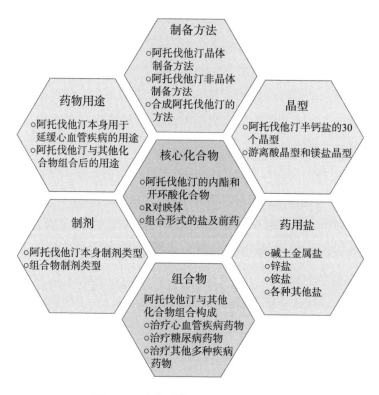

图 6 – 7 立普妥药品的专利布局策略

3. 检验检测相关技术专利布局策略

检验检测相关技术在进行专利布局时主要从检测检验设备和检测检验方法两个角度考虑。如果我们的技术主要在于设备的创新，可以参考医疗器械技术专利布局的方法；如果我们的技术主要在于检验检测方法的创新，可以重点考虑从方法步骤、条件、试剂选择等角度进行专利布局。

图 6 – 8 是新型冠状病毒快速分子检测技术的专利分布情况。❶ 一方面，我们从图中可以了解目前行业对于新型冠状病毒快速分子检测技术的整体布局情况，参考行业目前通用的布局策略；另一方面，也可以看出行业目

---

❶ 国家知识产权局学术委员会. 产业专利分析报告（第81册）：应用于即时检测关键技术 [M]. 北京：知识产权出版社, 2021：175 – 205.

前在新型冠状病毒快速分子检测技术的各个分支中专利申请的强度。例如，新型冠状病毒的快速分子检测主要集中在 PCR 扩增技术，而辅助处理技术中的样品保存技术布局专利较少。那么是不是意味着我们可以在样品保存技术中进行大量专利布局呢？并不是这样。在进行专利布局时，除了上面提到的衡量自身技术优势和行业内该技术的专利布局情况，还应当考虑技术的转用。虽然针对新型冠状病毒快速分子检测技术中的样品保存技术专利较少，但该技术是分子检测领域通用技术，用于其他病毒快速分子检测的样品保存技术很多也可以直接转用至新型冠状病毒的检测过程中。这些技术相关的专利已经存在，导致我们无法在样品保存技术方面进行大量专利布局。

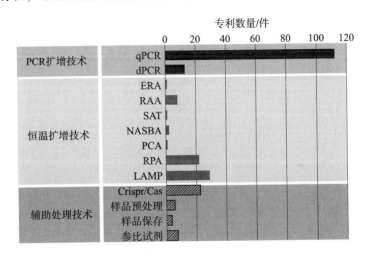

图 6 – 8　新型冠状病毒快速分子检测技术专利分布

此外，还可以对相关专利进行更进一步的深入分析。例如，从解决技术问题角度出发，可以发现在 qPCR 扩增技术中，为了提高灵敏度，目前已布局的专利包括筛选高灵敏度引物、筛选高灵敏度探针序列、改进配套试剂等方面；为降低检测耗时，目前已布局的专利包括针对样品进行前处理、针对 RT – PCR 扩增反应、多重 PCR 检测法等方面。因此，若我们的技术也是针对其中一个技术问题提出的，那么在进行 qPCR 扩增技术专利布局时，应当与上述相关技术专利进行深入比对，找出我们的技术优势和与其他技术的区别，完善专利布局。